Pr. L. Monsieur Maloüet, Med.n de L. A. R.
Mesdames,
    de la part du traducteur

L. Monsieur Maloüet, Med.n de L. A. R.
Mesdames,
    de la part du traducteur

MÉMOIRES

SUR

LES FIÉVRES

ET SUR LA CONTAGION,

Lus à la Société de Médecine & de Philosophie d'Edimbourg, par Mr. JACQUES LIND, Médecin de l'Hôpital du Roi à Haslar près de Portsmouth, Membre du Collége des Médecins d'Edimbourg, &c.

Ouvrage traduit de l'Anglois, & augmenté de plusieurs Notes,

PAR M. HENRI FOUQUÉT, *D. M. Conseiller-Médecin du Roi & de l'Hôpital Royal & Militaire, Membre de la Société Royale des Sciences, & de l'Académie de Padoue, Inspecteur général des Eaux minérales du Languedoc.*

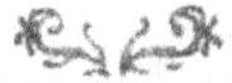

A MONTPELLIER,

De l'Imprimerie de JEAN-FRANÇOIS PICOT, seul Imprimeur du Roi, Place de l'Intendance.

M. DCC. LXXX.

Multum egerunt qui ante nos fue-
runt , fed non peregerunt : multum
adhuc reftat operæ , multumque refta-
bit ; neque ulli nato poft mille fecula
præcidetur occafio aliquid adhuc ad-
jiciendi. SENECA.

A MONSIEUR

DE LASSONE,

CONSEILLER D'ÉTAT,
Premier Médecin de la Reine,
& du Roi en survivance,
Membre de l'Académie Royale
des Sciences, Président de la
Société & Correspondance
Royale de Médecine, &c.

*M*ONSIEUR,

En vous offrant la traduction
des Mémoires de Mr. *Lind* sur

les Fiévres contagieuses , j'ai
moins cherché à prévenir l'opinion
publique sur mon foible travail ,
qu'à m'acquitter d'un tribut que
nous devons tous à un Chef qui s'est
toujours plu à réunir aux titres
mérités de sa profession , ceux de
Philosophe & de Citoyen qui n'en
devroient jamais être séparés. En
effet , MONSIEUR , personne
n'ignore que c'est à la faveur de
ce zèle des ames sensibles , avec
lequel vous avez concouru dans les
vûes d'une administration aussi
bienfaisante qu'éclairée , que le
Génie conservateur de la Médecine
a pu prendre enfin parmi nous,
cette forme heureuse & si long-
temps desirée qui , en garantis-
sant aux peuples les secours les

plus prompts & les plus assurés contre le fléau des Epidémies, prépare un nouvel éclat & de nouveaux succès à l'art de guerir dont il est si aisé d'oublier les intérêts dans la place que vous occupez. L'établissement de la Societé & Correspondance Royale de Médecine, est le glorieux témoignage de tout ce que vous avez déjà fait à cet égard, & de ce qu'on a lieu d'espérer désormais, du zèle & des talens réunis de ceux qui la composent. C'est principalement à ces vertus qui honorent l'humanité & qui la consolent, & qui vous caractérisent particuliérement, Monsieur, que j'ai dû consacrer mon hommage; pur & libre comme les sentimens qui me l'ont

*inspiré , il est du moins par là ,
digne de vous être offert.*

Je suis avec un profond respect ,

MONSIEUR,

Votre très-humble & très-
obéissant Serviteur ,
HENRI FOUQUÉT.

PRÉFACE

D U

TRADUCTEUR.

L'Ouvrage dont je donne ici la traduction au Public, eſt celui d'un des premiers Praticiens de l'*Europe*, & la matière qui y eſt traitée l'une des plus intéreſſantes pour tous les hommes en général, & pour les Médecins en particulier. Il n'eſt ſans doute aucun de ces derniers en *France*, qui ne connoiſſe M. *Jacques Lind* par ſon excellent Traité ſur le *Scorbut*, traduit depuis quelques années en notre Langue ; mais ſes *Mémoires ſur les Fiévres & ſur la Contagion*, ſerviront peut-être encore mieux à faire connoître en lui l'homme de génie & les talens de l'Obfervateur. Ce qu'on peut affurer de ce dernier Ouvrage, c'eft qu'il a fur le précédent l'avantage d'être original, & le mérite rare de ne contenir que des faits, la plupart obfervés d'affez près par l'Auteur, pour qu'il eût pu s'appliquer à lui-même le *quæque miferrima vidi, &c.*, de *Virgile*, ou fur lefquels il s'eft procuré les documens les plus exacts & les témoignages les plus certains.

La fiévre (prife ici, dans l'acception vulgaire de ce mot, pour une affection en foi & non pour un figne d'affection) la fiévre, étant felon M. *Lind* le produit le plus ordinaire de la *contagion*, c'étoit dans cette maladie un nouveau rapport à établir ou à développer ; & c'eft ce que ce Médecin

Médecin paroît avoir fait avec beaucoup de fuccès. Il a été engagé, comme il le dit lui-même, dans cette entreprife, par le peu de lumières qu'on retire de la lecture de la plupart des Auteurs, & par les occafions prefque journalières qu'il a eues d'étudier les Maladies contagieufes, principalement dans l'Hôpital de *Haflar*, l'un des plus confidérables de *l'Angleterre*, dont il a été le Médecin. Ce n'eft donc pas ici une Epidémie accidentelle, & pour ainfi dire territoriale, que nous offre M. *Lind*, mais un tableau général de la *Contagion* proprement dite, confidérée tant en grand que fous les différentes formes dont elle eft fufceptible, relativement à une infinité de circonftances, & telles qu'elles ont été reconnues & fuivies sur plusieurs milliers de sujets.

On peut réduire les matières contenues dans ces *Mémoires* à trois articles principaux. Le premier concerne les différentes méthodes les plus convenables pour purifier entièrement les Vaisseaux, les Hôpitaux & autres lieux où règne la *Contagion*, ainsi que le linge, les étoffes, les habits, les meubles, les ustensiles & autres substances qui peuvent se trouver infectées. Le second se rapporte à la manière cachée & le plus souvent insidieuse, dont la *Contagion* se propage ou se communique ; aux symptômes qui indiquent son existence ou qui caractérisent le plus communément ses effets primitifs ; aux variations ou altérations qu'elle éprouve dans son activité, soit par rapport aux tempéramens , soit par rapport aux saisons, aux climats & autres circonstances; aux espèces particulières de Fiévres qui en dépendent , & parmi lesquelles on distingue la *Fiévre Jaune de l'Amérique* , maladie sur laquelle *M. Lind* a répandu de détails où l'on trouve beaucoup à s'instruire , même après avoir lu tout ce que *M. Linnen* a publié sur cette Fiévre , dans un des premiers volumes des *Transactions Philosophiques.* Enfin , le troisième & dernier article, consiste dans l'exposition des remèdes les plus efficaces contre les Maladies de ce genre, & des autres moyens relatifs à la méthode curative qui se trouve ici fort perfectionnée , & dont l'Auteur ne sépare jamais la *prophilectique* qu'il fait consister princi-

palement dans la *Désinfection* par
les feux & la fumée, dans la
propreté & le renouvellement
de l'air. En traitant ces divers
objets, l'Auteur s'appuye conftamment fur un hiftorique de faits
qu'il a eu foin de placer au commencement, & comme à l'entrée
de fon Ouvrage, pour en tirer enfuite une foule de preuves en faveur de fon opinion fur la *Conta-*
gion, & de fa méthode particulière
de la combattre. Il paroît, en outre, que *M. Lind* s'eft attaché dans
le cours de ces *Mémoires*, à fai-
fir tout ce qui peut conftater aux
yeux des Médecins & du Public,
les dangers d'une infinité de Maladies qualifiées affez ordinairement & affez légérement de Fiévres fimples, & la vraie manière
de s'en préferver ou de les guérir. C'eft en effet une erreur affez

généralement répandue , que
celle qui fait regarder les Fiévres
comme n'étant contagieuſes, qu'-
autant qu'elles préſentent des ſignes évidens d'une malignité conſidérable , & qu'elles ſe communiquent pour ainſi dire ouverte-
ment ; mais il réſulte des nom-
breuſes obſervations de notre Auteur , que c'eſt très-mal eſtimer
la *Contagion* , d'autant que celle-
ci peut s'étendre (ce qui arrive
plus ſouvent qu'on ne l'imagine)
depuis la Fiévre la plus ſimple &
la plus bénigne en apparence ,
juſqu'à la Fiévre peſtilentielle la
plus décidée ; en ſorte néanmoins
que de même qu'une Maladie ,
quoique éminemment contagieuſe , n'en eſt pas pour cela ni maligne ni peſtilentielle , de même
auſſi une Fiévre , quoique très-
maligne , peut ne contenir en ſoi

rien d'essentiellement contagieux.
C'est ainsi par exemple que la petite vérole , même la plus bénigne , est toujours accompagnée de
Contagion , & que cette Contagion est sans effet dans plusieurs
circonstances & à l'égard de plusieurs sujets , tandis qu'une simple
ple Diarrhée ou un simple *Cho-*
lera-Morbus , présente quelquefois les signes de la Contagion la
plus active.

Mais , si comme nous venons
de l'observer, l'Auteur éclaire sur
le danger des Fiévres en général ,
tant pour les personnes qui en
sont attaquées , que pour celles
qui sont chargées du soin des Malades , il a aussi l'attention d'é-
carter les craintes trop vives, qui
pourroient naître des exemples
frappans qu'il rapporte à ce sujet,
en indiquant contre ce fléau les

moyens que l'expérience a fait connoître pour être les plus efficaces, soit à titre de précautions, soit à titre de remèdes. Quoique ces observations aient été faites, principalement sur des Fiévres contractées à bord des vaisseaux ou dans des pays éloignés, on verra qu'elles n'en font pas moins applicables à toutes les Maladies Contagieufes, en quel lieu & en quel climat qu'elles règnent.

C'est encore une erreur commune à plusieurs Médecins, qui pourtant paroissent remplis de la Lecture d'*Hippocrate* ou de sa Doctrine, de croire qu'il faille toujours attendre des crises dans toutes les *aiguës* indistinctement, & de se borner en conséquence à de vains & puériles efforts contre les symptômes, au lieu d'attaquer de front la Maladie, avant qu'elle ait répandu ses malignes influences sur l'univerfalité des folides & des fluides. *Hippocrate* (*a*) lui-même, ainfi que *Celfe* & *Galien* fuivis par quelques modernes, enfeignent que beaucoup de Fiévres peuvent être guéries & comme fuffoquées, dès leur première attaque, par une méthode appropriée qui eft toujours plus ou moins active : ce précepte eft fur-tout applicable aux Fiévres contagieufes, qui, felon l'obfervation journalière, deviennent le plus fouvent mortelles, fi dans ces commencemens on néglige de s'oppofer aux progrès de la Maladie, c'eft-à-dire, au développement ultérieur des germes ou miafmes contagieux, dont le corps fe trouve infecté. C'eft ainfi

______

(*a*) *Morbofa principio curare oportet* (de Loc. in hom. n°. 42.

que la morſure de la Vipère eſt ordinairement mortelle, ſi ce venin n'eſt promptement combattu par des remèdes capables d'en arrêter les effets ſur le principe de la vie, & de le chaſſer hors du corps en le détournant en quelque manière vers la circonférence, comme on y réuſſit aſſez communément par le moyen des alcalis volatils. C'eſt ici le cas du *Principiis obſta*; mais cette vérité, n'eſt nulle part auſſi ſenſible que dans l'Ouvrage de M. *Lind*; c'eſt là qu'elle ſe trouve expoſée dans tout ſon jour, & environnée de preuves qui établiſſent la conviction la plus entière.

Nous avons inſinué que cet Ouvrage étoit entièrement dégagé de théorie & de toute opinion ſyſtématique ou haſardée, & que la

pratique de l'auteur, comme celle
des Anciens, employoit conſtamment les grands moyens qui ſeuls
conſtituent les vrais remèdes,
tels que les émétiques, les véſicatoires, les altérans, &c. La
lecture n'en peut donc convenir à
ceux, qui, dans l'exercice de la
Médecine, apportent cette ré-
ſerve puſillanime ou politique qui
ne ſauroit s'accommoder que de
petites vues & de petits procédés, & qui aſſervit conſtamment
aux autorités domeſtiques, ou aux
pratiques coutumières & locales;
elle ne ſerviroit qu'à les jeter
dans l'embarras ou la perplexité.
Tout au contraire, ceux à qui
une noble indépendance des pré-
jugés, ne permet pas d'oublier ce
qu'un Médecin ſe doit à lui-même & à l'obſervation, le liront
avec fruit, & même on oſe l'a-

vancer avec plaisir. En effet ,
l'Auteur a trouvé le moyen de répandre de l'agrément sur la matière qui en paroît le moins suf-
ceptible , par des digreffions in-
téreffantes & qui femblent for-
tir comme d'elles-mêmes du fujet. Son ftyle clair & fimple, ré-
pond d'ailleurs au titre de *Mé-*
moires que porte fon Ouvrage ,
& qui n'aftreignant point à la
forme didactique des chapitres
ou des paragraphes , femble fe
prêter davantage au génie d'un
Écrivain, dans le développement
des idées & des faits ; en un mot,
c'eft le grand Médecin d'un grand
Hôpital , qui, femblable en quelque forte à un Général d'Armée
qui décrit, au milieu des camps ,
l'hiftoire de fes campagnes , peint
avec franchife tout ce qui s'offre
à fon obfervation , au milieu des

Maladies contagieuses qu'il est occupé à combattre ou à éloigner, & des dangers qui en sont inséparables.

Il est temps maintenant que je dise un mot des circonstances qui ont donné lieu à cette traduction. Il y a environ six ans que les Mémoires de M. *Lind* me tombèrent entre les mains; ils me parurent si curieux, si neufs, & en même-temps si instructifs, que j'en conçus d'abord le dessein de les traduire d'un bout à l'autre pour mon usage; mais les soins inséparables de l'exercice de ma Profession, & une foible santé, sembloient devoir m'éloigner pour toujours de mon premier projet, lorsque les éloges qu'on donna à des morceaux détachés de l'Ouvrage de M. *Lind*, sur la lecture que j'en fis dans quel-

ques unes de nos féances Acadé-
miques, & le defir qu'on me té-
moigna pour lors de connoître
l'Ouvrage en entier, m'y rame-
nèrent comme malgré moi, &
me déterminèrent à donner tous
les jours quelques momens à
cette traduction. Un feul point
néanmoins pouvoit ralentir mon
zèle; l'Original Anglois qui m'ap-
partenoit fe trouvoit égaré, je
ne fais comment, & il falloit en
faire venir un autre de *Londres*,
ce qui demandoit du temps; mais
cette difficulté fut bientôt levée
par M. *Le Roy* mon confrère,
qui m'offrit généreufement l'e-
xemplaire qu'il en avoit de l'édition de 1763, & fur lequel j'ai tra-
vaillé. Cependant, j'avois lieu d'ê-
tre furpris qu'un Ouvrage de cette
nature n'eût pas encore été traduit, & il étoit raifonnable de

penſer qu'il pouvoit tous les jours
être à la veille de paroître en notre langue ; mais après avoir inutilement attendu pendant quelques
mois, j'ai préféré de riſquer ma
traduction, toute défectueuſe qu'-
elle peut être, à laiſſer plus long-
temps les *Mémoires* de M. *Lind*
ignorés de nos Médecins François qui n'entendent pas l'anglois,
& des jeunes Diſciples de cette
Faculté à qui j'en avois donné
un avant-goût. J'ai cru d'ailleurs
que cette Traduction ſeroit peut-
être de quelque ſecours aux Officiers de Santé répandus dans nos
ports & ſur nos Flottes, dans ces
temps ſi mémorables & ſi peu
prévus, où notre Marine a paru
tout-à-coup, ſortant de ſes ruines
plus brillante & plus puiſſante que
jamais, à la voix d'un grand Roi
qui ſait également créer de grands

Miniftres ; j'ai cru en même-
temps qu'elle pourroit contribuer
en quelque chofe dans les vues &
les travaux utiles de la *Société &*
Correfpondance Royale de Méde-
cine de Paris , dont notre jeune
Monarque , par un effet de cette
prévoyance bienfaifante qui s'é-
tend à tout , vient d'ordonner
l'établiffement , voulant affurer
déformais à fes Peuples , comme
un dépôt toujours fubfiftant de
lumières relatives à la connoiffance des Épidémies, & à la meilleure manière de les traiter. Au
furplus, j'ai joint à cette Traduction plufieurs notes , qui m'ont
paru néceffaires pour appuyer
ou éclaircir quelques endroits du
texte, & je les ai jetées à la
fin de l'Ouvrage pour la commo-
dité du Lecteur. Je me fuis porté
d'autant plus volontiers à ce nou-

veau travail, que notre Auteur m'en a fourni une partie des matériaux, dans un autre de ſes Ouvrages peu connu encore parmi nous ; de manière que je n'ai fait la plupart du temps , qu'interpréter M. *Lind* par lui-même.

Voilà ce que j'avois à dire des motifs qui m'ont déterminé à cette Traduction, dans laquelle d'ailleurs j'ai tâché de rendre fidélement l'Original. Si elle eſt en effet de quelque utilité , j'aurai rempli mon objet, & obtenu le plus grand prix auquel je puſſe aſpirer en la publiant.

PREMIER MÉMOIRE.

A l'Hôpital de Haſlar, près de Portſmouth, le 5 Juin 1761.

Messieurs,

Parmi les diverſes eſpèces de maladies qui affligent l'humanité, il en
eſt peu de plus funeſtes & de plus
fréquentes que la fiévre. C'eſt de cette
dernière que je me propoſe de traiter
dans ces Mémoires, en inſiſtant principalement ſur la manière dont elle ſe
propage & ſe transporte d'un lieu dans
un autre, à la faveur d'une infinité de
cauſes cachées, & dont il n'eſt que trop

A

ordinaire de ne pas soupçonner l'existence.

Une pratique très-étendue & exercée
pendant trois années consécutives sur les
maladies fiévreuses, dans un des premiers
Hôpitaux de l'Europe, a dû me porter
naturellement à des recherches sur la
question obscure & difficile de la *Contagion*; & ce que j'en ai lu dans tous
les écrits qui ont paru jusqu'aujourd'hui
sur cette matière, m'engage à publier
ce que j'en pense. Mon but principal est
de choisir dans cette multitude de faits &
d'opinions contradictoires qu'on trouve
rassemblés sur cet objet, les moyens les
plus propres pour garantir de la contagion & les individus en particulier, &
la société en général, & d'en indiquer
les plus simples & les plus efficaces:
mais comme tout édifice pour être so-
lide doit porter sur de bons fondemens,
il convient, par cette raison, que je commence par une exposition historique des
faits: ces derniers, ainsi qu'il est prouvé

par l'excellent plan que vous vous êtes
prescrit, étant la vraie & unique base de
toute espèce de recherches en physique.

Lorsqu'au mois de Juin de l'année
1758, je fus arrivé à l'Hôpital de *Haslar*
& que j'eus commencé à y remplir les
fonctions de Médecin, je ne tardai pas à
m'appercevoir que les équipages des
gros vaisseaux des flottes, étoient en général bien portans, tandis que dans des
vaisseaux moins considérables, il y avoit
assez ordinairement un certain nombre
de personnes qui se trouvoient infectées
de maladies. Les malades qu'on avoit
débarqués, notamment de la chaloupe
le *Saltash*, de la frégate le *Richmond*,
& du brûlot l'*Infernal*, étoient attaqués
de fiévres du plus mauvais caractère,
quoique pourtant les équipages de ces
vaisseaux fussent peu nombreux.

Vers ce même temps, les vaisseaux
la *Revenge* & le *Montague* arriverent
de leur croisière dans la Méditerranée.
L'équipage du premier étoit en très-

mauvais état. Ce vaiſſeau avoit déja été attaqué de la contagion dont on l'avoit délivré, en le parfumant convenablement à la fumée du goudron, (événement qui ſe paſſa environ un mois avant l'affaire que ces vaiſſeaux eurent, le 28 Février, avec le vaiſſeau françois l'*Orphée*) ; mais quelques germes de contagion qui n'avoient pas été entiérement détruits, répandirent de nouveau les fiévres parmi les mariniers, dont quelques-uns les communiquerent aux équipages du *Foudroyant* & de l'*Orphée*, priſes qui avoient été faites ſur les François.

Les équipages des vaiſſeaux *Garde-port* (a) qui ſe trouvoient à *Spithéad*, s'étoient maintenus dans un état de bonne ſanté juſqu'à la fin de Juillet ou au commencement d'Août, lorſqu'une foule de perſonnes qui arrivoient d'*Ir-*

___

(a) Ce ſont des vaiſſeaux ſtationnaires placés à la vue d'un port, ou à l'embouchure d'un fleuve, & qui en défendent l'entrée. (*N. T.*)

lande dans des vaiſſeaux infectés, communiquerent l'infection à ces Gardes-port, par la voie des hardes & autres effets qu'on retira de deſſus leurs alléges.

Ceux qui étoient à bord du *Saltash*, en contracterent une fiévre qui avoit beaucoup de reſſemblance avec la maladie des priſons, dont nous devons une excellente deſcription à M. le Docteur *Pringle* ; & ſur le nombre de cent vingt perſonnes qui compoſoient le petit équipage de cette chaloupe, il y en eut plus de quatre-vingt qui éprouverent une contagion beaucoup plus violente & plus dangereuſe, que ne fut celle qui régna parmi les équipages des Gardes-port, ou des autres vaiſſeaux qui ſe trouvoient pour lors à *Spithéad*.

Dans les mois de Juillet & d'Août de l'année 1758, pendant que les équipages des gros vaiſſeaux arrivés depuis peu de la Méditerranée , & les mariniers de quelques vaiſſeaux moins conſidérables, étoient fortement infectés de fiévres, le scorbut ravageoit la grande flotte du *Lord Anson*, & l'escadre détachée du *Lord Howe*. Cette maladie exerçoit ses ravages principalement sur les plus gros vaisseaux. Plus de quatre cens malades de ces deux flottes furent transportés à l'Hôpital ; ils étoient pour la plupart violemment affectés du scorbut ; mais il n'y en avoit aucun parmi eux qui eût des maladies fiévreuses.

Aux mois de Septembre & d'Octobre, après la réduction de *Louisbourg*, les vaisseaux de l'*Amérique septentrionale* arriverent à *Spithéad*. Plusieurs personnes de ces vaisseaux, se trouvoient infectées de fiévres malignes qui se mêlerent en même temps avec le scorbut, & de manière que les scorbutiques eux-mêmes n'en furent pas épargnés. Cette dernière circonstance étoit une preuve manifeste, que ces fiévres provenoient entiérement de quelque foyer d'infection : car j'ai observé que le scorbut est une maladie qui, de sa nature, est opposée à la fiévre, au

point qu'un scorbutique demeurera long-
temps exposé à la contagion fiévreuse
sans en être infecté.

Il est remarquable que depuis le commencement de cette guerre, les malades
qui ont été les plus nombreux dans cet
Hôpital, & ceux qui y ont eu des fiévres
de la plus mauvaise espèce , nous sont
tous venus de l'*Amérique septentrionale.*
La fiévre qui nous a été apportée cette
année de cette contrée, étoit communément appellée *fiévre jaune* ; dénomi-
nation fondée sur ce que la peau de ceux
qui en étoient atteints, devenoit pour
l'ordinaire de cette couleur. Il est entré
dans cet Hôpital , pendant les mois de
Septembre, d'Octobre & de Novembre,
environ trois cens malades attaqués ou
de cette fiévre ou du scorbut , & il en
est mort vingt-huit.

Au commencement de l'année 1759,
tandis que les vaisseaux infectés étoient
entiérement purifiés , & que les gens
de leurs équipages respectifs se trouvoient

auſſi parfaitement ſains, quant aux maladies fiévreuſes, que pouvoient l'être les
autres mariniers des flottes, qui étoient
déja rendus chez eux, arriverent à *Spithéad* le *Conquérant* & l'*Edgard*, deux
vaiſſeaux de ligne neufs, & après eux
le Temple. Les équipages de ces deux
vaiſſeaux étoient compoſés en partie de
gens tirés à la hâte de la *Princeſſe Royale*,
actuellement en rade au *Nore* (a), & en
partie d'autres perſonnes qui ſortoient
des priſons. Le débarquement de leurs
malades répandit l'infection, laquelle ſe
communiqua aux vaiſſeaux *Garde-port*
la *Royale Anne* & la *Réſolution*, qu'on
armoit pour lors à *Portſmouth*.

Les fiévres qui ont infecté tous ces
vaiſſeaux, ont porté conſidérablement
à la poitrine. Quelques-uns de ceux qui
en ont été attaqués, ont rendu par les

(a) Banc de ſable aux embouchures de la *Tamiſe*
& de la *Medway*, près de *Shireneſſ*, où les Anglois tiennent conſtamment un *Guard-Ship*. (*N. T.*)

crachats (comme s'ils euffent été effectivement foumis à un traitement par la
falivation) , jufqu'à fix ou huit pintes d'un
phlegme clair , dans l'efpace de quarante-huit heures ; & ils étoient obligés ,
pour n'être pas fuffoqués , de fe tenir la
tête haute fur des oreillers. Leur fang
s'eft trouvé extrêmement vifqueux & tenace ; ce que j'ai obfervé , même dans
le dernier degré de la maladie , fur le fang
d'un malade qu'on fut obligé de faigner
pour un point de côté très-vif qui gê-
noit confidérablement fa refpiration.Dans
cette maladie la tête étoit affectée , fouvent avec affoupiffement & une ftupeur
générale mêlée de douleurs , rarement
avec délire. La toux, l'expectoration &
le point de côté accompagné d'élance-
mens vifs dans la poitrine , étoient les
fymptômes les plus généraux. Quelques-
uns de ces malades , à en juger fur les
fimples apparences ainfi que fur leur
propre rapport, jouiffoient d'une bonne
fanté ; mais lorfqu'on en venoit à un exa-

men, on leur trouvoit le pouls très-fréquent, la langue sale, & s'il leur arrivoit de lever la tête de dessus l'oreiller, ils éprouvoient aussi-tôt des vertiges.

L'invasion de cette maladie contagieuse, étoit caractérisée par des frissons auxquels succédoit ou un mal de tête, ou une douleur de poitrine. Il y avoit rarement, dans ce commencement, des douleurs universellement répandues dans les membres ; mais le plus souvent il survenoit, après les frissons de l'invasion, un resserrement de poitrine, avec une toux qui renouvelloit les douleurs vives de cette cavité. Plusieurs de ceux qui en ont réchappé, se sont plaints d'une dureté d'oreille ; un très-grand nombre a eu des rechûtes. Parmi ces derniers, on a remarqué un matelot qui, s'étant senti assez de force pour rester levé pendant quelques jours, eut ensuite une rechûte de fiévre accompagnée de convulsions qui l'emporterent dans trente heures, à compter du premier moment de cette seconde attaque, & son corps s'est trouvé tout couvert de *pétéchies* (*a*).

Quelques-uns (en petit nombre) sont morts de consomption, épuisés par la quantité excessive des matieres rendues par les crachats. Sur quatre ou cinq personnes, on a observé des symptômes de malignité dans leurs maladies ; & sur plus de cent malades qui sont entrés dans cet Hôpital au sortir des vaisseaux, il n'y en a eu que huit qui soient morts de la fiévre. Si cette maladie eût régné dans tout autre endroit que dans les vaisseaux, on auroit très-bien pu la prendre pour une maladie purement inflammatoire , & il eût été également très-facile de l'attribuer à des causes fort différentes de la véritable.

Peu de temps après , l'*Edgard* fit voile pour la Méditerranée ; la contagion dont il étoit attaqué & qui acquit en peu de

---

(*a*) On trouvera dans le second Mémoire , l'explication de ce terme.

mois beaucoup d'activité, & le ſcorbut qui s'y mêla, enleverent ſoixante hommes de ſon équipage. La manière dont ce vaiſſeau fut déſinfecté, quoiqu'elle ne ſoit rien moins qu'extraordinaire, mérite d'être connue. Lors du combat qu'il eut à ſoutenir, cette année, contre la flotte *françoiſe* ſur les côtes de *Portugal*, il s'employa ou ſe conſomma ſur ſon bord, durant l'action, vingt-cinq barils de poudre ; & depuis cette époque, au grand étonnement de tous les Officiers, on ne vit plus de fiévreux ou de maladies fiévreuſes ſur ce vaiſſeau.

Mais revenons à ce qui ſe paſſoit ſur la flotte à *Spithéad*. Vers la fin d'Avril de la même année, le *Mélampe* y aborda avec ſon équipage infecté d'une maladie, ſur les circonſtances de laquelle le Chirurgien nous fit le rapport ſuivant : il nous dit que ce vaiſſeau ayant reçu ſur ſon bord deux hommes de l'équipage de la *Princeſſe Royale*, vaiſſeau Garde-port, ils eurent pluſieurs de leurs gens attaqués de fiévres qui paroiſſoient être de l'eſpèce des intermittentes , & qu'au moyen du quinquina qu'il avoit fait prendre à haute doſe , ils n'avoient pas perdu un ſeul malade.

Le 27 Avril, nous reçumes les fiévreux de ce vaiſſeau , & on a continué de nous en envoyer journellement pluſieurs autres malades. Le nombre total des gens qui nous ſont venus de ce vaiſſeau , s'eſt monté à quarante-deux.

Ces malades ont été ſaiſis tout à-coup, & dans le temps où ils jouiſſoient en apparence d'une bonne ſanté , de tremblemens conſidérables auxquels ont ſuccédé des douleurs à la tête , & fort ſouvent même (pour me ſervir de leurs propres termes) des douleurs dans tous les os. Quelques-uns ont eu , dans les vingt-quatre heures , juſqu'à deux ou trois attaques d'un friſſon qui reſſembloit à celui d'un accès de fiévre. Un petit nombre n'a éprouvé cet accident qu'une ſeule fois chaque jour ; d'autres s'en ſont plaints de deux jours l'un seulement, comme s'ils euſſent été attaqués d'une fiévre tierce régulière. Le froid duroit à pluſieurs les quatre & même les ſix heures. Les ſueurs qui ſurvenoient après ce froid, étoient partielles & ne procuroient aucun ſoulagement; & lors même qu'elles étoient plus abondantes ou plus générales, elles n'apportoient que très-peu d'amélioration dans l'état du malade. Le pouls étoit ordinairement vif, fiévreux, & quelquefois auſſi il ſe trouvoit foible. La plupart de ces malades avoient été ſaignés à bord des vaiſſeaux, mais aucun ne le fut depuis le débarquement ou dans l'Hôpital, leur reſpiration n'étant affectée en aucune manière, & la fiévre étant beaucoup moins conſidérable chez eux, que chez les malades de l'équipage du *Conquérant* & des autres vaiſſeaux mentionnés ci-deſſus.

Nous obſervâmes que la criſe naturelle de cette maladie contagieuſe, ſe faiſoit quelquefois par les ſelles, & que lorſqu'on donnoit un purgatif, le malade se trouvoit rétabli immédiatement après l'opération du reméde : Mais la guérison chez le plus grand nombre, fut due aux véficatoires dont l'effet étoit auffi prompt que furprenant. Il m'eft, par exemple, arrivé affez fouvent d'ordonner, à ma vifite du foir, les véficatoires à huit ou dix malades à la fois, lefquels avoient actuellement un pouls très-fréquent avec beaucoup de chaleur, une foif exceffive, une douleur & une pefanteur de tête accompagnée d'un état de trouble dans cet organe, & (ce qui donne aux Médecins qui ont à traiter de pareils malades, des connoiffances plus pofitives fur leur état) des yeux comme morts & enfoncés, fymptômes qui indiquent toujours un grand danger (*a*). Le lendemain ma-

____

(*a*) Lorfqu'on entre dans une Salle qui contient vingt fiévreux à l'Hôpital de *Haflar*, où les lits font fans rideaux, on peut du premier coup d'œil s'appercevoir des cas les plus dangereux.

L'état des yeux & leurs mouvemens préfentent encore à l'obfervation un quelque chofe qu'on ne peut d'écrire, & qui néanmoins indique l'état préfent du malade, pourvu toute-fois qu'on n'examine pas ce dernier au moment précis du reveil, beaucoup mieux peut-être que tout autre fymptôme confidéré féparément.

tin , revoyant ces mêmes malades après l'opération du topique , je leur trouvois à tous l'œil vif , l'air éveillé & difpos , le pouls tranquille , & ils me demandoient la permiffion de fe lever. De ces quarante-deux malades aucun n'eft mort, quoique plufieurs aient eu des rechûtes.

Le *Port-Mahon* fut le fecond vaiffeau qui , bientôt après , apporta à *Spithéad* la contagion dont un détachement de recrues d'Ecoffe, qu'il avoit dans fon équipage , étoit infecté. Le mal fe communiqua prefqu'auffi-tôt aux gens de la *Royale-Anne* vaiffeau Garde-port , quoiqu'on eût eu la précaution d'envoyer à l'Hôpital , tous ceux qui ne paroiffoient pas bien portans.

Dans le mois d'Octobre , il nous entra vingt-quatre de ces malades, le refte ayant été tranfporté fur le vaiffeau qui fervoit d'Hôpital , un d'eux mourut de la fiévre , un autre de la diarrhée , & un troifième de la confomption qui furvint à la fuite de fa maladie. Plufieurs de ces

malades

malades furent tourmentés d'une toux violente, qui nous obligea d'en venir à de fréquentes faignées. Leur fang étoit chargé de beaucoup de *gluten*. Dans le début de la fiévre, il étoit ordinaire qu'il furvint une hémorrhagie confidérable par le nez, laquelle dégageoit fenfiblement la tête; organe qui fe trouvoit conftamment affecté.

Cette maladie cédoit principalement à l'application des véficatoires; elle difparoiffoit vers le fecond, le troifième, le quatrième, ou un autre jour de la fiévre, à compter de celui de la première attaque. Chez quatre malades fur qui les véficatoires n'avoient rien fait, le mal de tête & le délire furent diffipés, au bout de quelques heures, par des remèdes antimoniaux. Les rechûtes furent fréquentes, comme elles le font dans toutes les épidémies de ce genre. Quelques-uns de ceux qui avoient été tranfportés dans le vaiffeau fervant d'Hôpital, eurent des *pétéchies*. Cette maladie a été regardée, avec raifon, comme une fiévre de très-mauvais caractère & de nature maligne. Ce que j'ai trouvé de fort blâmable, c'est qu'un grand nombre de malades du *Port-Mahon* que je traitois, n'euffent pas encore changé d'habits ni de linge, depuis le mois de Juin qu'ils avoient été enrôlés, & qu'ils n'en aient même changé que le 22 d'Octobre, jour de leur entrée à l'Hôpital. La faleté ou la mal-propreté des linges & haillons que ces malades ne quitterent ni nuit ni jour, pendant environ quatre mois, étoit feule capable de produire parmi eux la contagion.

Dans ce même mois d'Octobre, l'efcadre qui revenoit des *Indes Occidentales* après la réduction de la *Guadeloupe*, fe trouva, en entrant dans le canal de la *Manche*, fi fort infectée du fcorbut, qu'il y mouroit communément de dix à douze perfonnes par jour. Cependant, à l'exception de trois cens cinquante fcorbutiques qui furent mis à terre, il n'y eut fur cette efcadre aucun malade attaqué de

maladie fiévreuſe. Je fais cette remarque , comme étant néceſſaire pour l'in-
telligence de ce qui ſuit.

Le Chirurgien de la *Panthère* , (l'un
des vaiſſeaux de cette eſcadre) me rap-
porta que , dans la traverſée , ils avoient
perdu quarante de leurs hommes du ſcorbut , & que , durant ce trajet , ils avoient
eu communément juſqu'à quatre-vingt-
dix malades dans l'infirmerie du vaiſſeau.
Cette infirmerie étoit placée dans la cale ,
& l'air n'en pouvoit être rafraîchi ni par
le jeu du ventilateur , ni par les écoutilles qui ſont pratiquées ſur les flancs du
vaiſſeau pour l'introduction d'un air frais.
Le grand nombre de malades qui ſe trouvoient étroitement renfermés & entaſſés
dans cet endroit , en rendoit le ſéjour ſi
mal-ſain & ſi incommode , qu'ils y étouf-
foient en quélque ſorte par le défaut d'une
circulation d'air. Le Chirurgien lui-même
toutes les fois qu'il les viſitoit , avoit peine
à y reſpirer , & il n'y reſtoit jamais
quelques minutes , ſans être obligé

de monter précipitamment fur le tillac
pour y prendre l'air ; quelquefois même
il falloit qu'il eût recours à l'efprit de
corne de cerf ou à un verre de vin , pour
ranimer promptement fes forces. Il ob-
ferva que l'activité du venin contagieux
& la mortalité parmi les fcorbutiques ,
étoient manifeftement augmentées par le
défaut du renouvellement de l'air, dans
cet afyle infect où plufieurs malades fe
trouvoient renfermés & comme amon-
celés depuis plufieurs femaines. Néanmoins, fur plus d'une centaine de malades
de ce vaiffeau qui furent envoyés à l'Hôpital par ce Chirurgien , il n'y en eut
aucun fur qui l'on pût obferver le moindre fymptôme de la maladie contagieufe , qui s'étoit déclarée dans cette
infirmerie.

Le premier vaiffeau qui nous arriva
vers la fin de cette année , fut le *Loëf-*
toffe détaché de la flotte de l'*Amérique*
feptentrionale. Le 18 Octobre , il vint à
notre Hôpital quatorze hommes de ce

vaisseau , & le 21 du même mois on nous en envoya treize autres. Le scorbut, la dysenterie & les fiévres étoient , à ce qu'on nous dit , les maladies qui avoient régné le plus fréquemment sur ce vaisseau.

Voici l'histoire , telle qu'on nous la donna, de la maladie fiévreuse dont il fut infecté. L'équipage jouit d'une parfaite santé pendant huit mois qu'il resta sur les *parages* de l'*Amérique* , & , à peu de jours près , jusqu'au moment de son départ de *Québec*. A cette dernière époque , on reçut à bord six convalescens qui sortoient de l'Hôpital de *Point-Levi* ; & quarante-huit heures après , sur deux cens hommes , il y en eut cinquante qui se trouverent attaqués de fiévres & de diarrhées. Chez quelques-uns , la maladie commençoit par ce flux ; chez d'autres , c'étoit par la fiévre ; mais en général le cours de ventre étoit modéré & de nature bénigne. La fiévre duroit communément de cinq à six jours ; deux malades en furent tourmentés pendant deux mois entiers. Lorsque la fiévre avoit été le premier symptôme, la diarrhée qui survenoit étoit salutaire ; lors au contraire que l'infection s'étoit déclarée par le cours de ventre, & que la fiévre survenoit à ce premier accident, c'en étoit fait du malade. La traversée de ce vaisseau de *Québec* en Angleterre, fut de vingt-sept jours, & dans cette espace de temps il mourut à bord six hommes.

Un *Espagnol* de l'équipage du vaisseau le *Loëstoffe* étant tombé en rechûte, devint jaune le sixième jour de la fiévre. Pendant tout ce temps, il se plaignit principalement d'un mal-aise général, excepté néanmoins de la tête qui ne fut point affectée. Il desiroit ardemment d'être saigné ; quoique son pouls se trouvât foible (*Low*), je cédai à ses instances, & permis qu'on lui fit une petite saignée du bras. J'eus alors, pour la première fois, occasion d'examiner la qualité du sang, dans la période même de la jauniſſe qui ſurvenoit dans cette fiévre. La maſſe en étoit extrêmement viſqueuſe & tenace ; & après quelques momens de repos dans un vaiſſeau approprié, la partie concrète & grumelée ſe recouvrit d'une membrane épaiſſe d'un demi-pouce, laquelle réſiſtoit à la preſſion du doigt, mais qu'on pouvoit fendre avec l'ongle. La ſéroſité étoit en même temps de la conſiſtance d'un ſirop clair, & d'une couleur jaune foncé. Une perſonne qui eut la curioſité d'en goûter, la trouva amère, & une autre qui ignoroit que ce fût de la ſéroſité du ſang, la prit pour quelque compoſition de ſuie.

Cette fiévre étoit évidemment la même que celle qui nous fut apportée, l'année dernière, de l'*Amérique ſeptentrionale*, & que nous avons vu qu'on appelloit communément *fiévre jaune*. Elle étoit plus ordinairement accompagnée du cours de ventre, que celle de l'année précédente (2). Parmi les différens malades atta- (2) qués de cette fiévre, qui entrerent dans cet

Hôpital , le plus grand nombre de ceux que nous perdimes , appartenoient à ce dernier vaisseau (le *Loëstoffe*) ; car sur trente-quatre hommes , dont la plupart avoient des fiévres , quelques-uns la diarrhée , & d'autres le scorbut, il nous en mourut neuf.

Au mois de Novembre suivant, après la prise de *Québec* , la flotte de l'*Amérique septentrionale* revint en Angleterre , avec nombre de vaisseaux dont les équipages étoient dans un état de parfaite intégrité , tandis que sur d'autres il régnoit une contagion des plus violentes.

Parmi les premiers , on comptoit le *Prince-Frédéric* & le *Capitaine* , ainsi que le *Somerset* & le *Stirling-Castle* qui arriverent après les autres. Les vaisseaux infectés étoient la *Princesse-Amélie* , l'*Orford* , le *Shrewsbury* , le *Medway* , le *Dublin* & le *Neptune*. Les deux derniers étoient ceux qui avoient été les plus mal-traités de la contagion. Sur *le Dublin* on

avoit perdu , dans la traverſée , dix-neuf
hommes , & à l'arrivée de ce vaiſſeau à
Spithéad, on envoya à l'Hôpital quatre-
vingt de ſes malades , tant fiévreux que
dyſſentériques ou ſcorbutiques. Sur le *Neptune*, la mortalité avoit été beaucoup plus
conſidérable encore , car on diſoit qu'il
avoit perdu cent ſoixante hommes , dans
l'eſpace de quelques mois ; & lors du
dénombrement qu'on fit de ſon équipage , il s'y trouva cent trente-trois malades. Le Chirurgien de ce vaiſſeau , fut lui-
même attaqué de la fiévre jaune dont il
guérit. Un de ſes aides eut à ſon arrivée
à *Spithéad* , une cinquième rechûte de
cette fiévre.

Quelques-uns attribuerent cette infection aux priſonniers François qu'on avoit
reçus à bord ; d'autres la rapportoient
aux volontaires de la nouvelle Angleterre , parmi leſquels il régnoit une maladie
dangereuſe. A l'égard de la fiévre (la
jaune) elle fut introduite dans pluſieurs
de ces vaiſſeaux , par des ſoldats de la ma-

rine (*marines*) qui fortoient de l'Hôpital de *Point-Levi*. Sur près de quatre cens malades qui furent attaqués de contagion fur ces vaiſſeaux, pendant les mois de Novembre & de Décembre, & qui furent tranſportés à mon Hôpital, je n'en perdis qu'environ vingt-ſix, qu'on pouvoit dire morts effectivement de cette maladie ; encore même fur ce nombre, y en avoit-il un tiers qui ſe trouvoit dans un état preſque déſeſpéré avant le débarquement.

Il convient maintenant de placer ici quelques obſervations fur cette maladie contagieuſe, telles qu'elles ont été recueillies en différens temps auprès du lit des malades, conformément au journal ci-après.

» *Du* 20 *Novembre*. La criſe de cette » maladie n'arrive à aucune période dé- » terminée, ni à aucun jour fixe qu'on » puiſſe prédire ou aſſigner. Les malades » ſe rétabliſſent, principalement au moyen » des évacuations que procurent les vé-

» ficatoires (*a*). On a obfervé des taches
» noires, livides (*Spots*) fur un petit nom-
» bre, & des pétéchies fur quelques au-
» tres ; la plupart de ces derniers font au-
» jourd'hui bien portans. Il y en a eu auffi
» plufieurs qui, dans le cours de la mala-
» die, font devenus jaunes. Cette dernière
» affection cutanée eft préfentement beau-
» coup plus fréquente que les taches.
» Elle colore toute la peau d'une teinte
» jaune, foncée & défagréable à la vue,
» & fouvent même rend cet organe
» douloureux. Un nommé *Ashley* a eu
» jufqu'à trois rechûtes, & dans cha-
» cune d'elles la jauniffe a reparu. Chez

(*a*) Quelques étrangers, entr'autres les Médecins
Efpagnols, ont conçu un préjugé fort déraifonnable
contre les véficatoires, & cela fur ce qu'ils ont entendu dire, que leur application occafionne quelquefois la ftrangurie.

Cependant, cet accident eft, dans la plupart des
cas, promptement diffipé par l'ufage des lavemens
dans lefquels on mêle une ou deux cueillerées d'huile
de lin, ou par quelques grains de camphre & de
nitre qu'on fait avaler au malade, le foumettant
en même temps à une boiffon abondante de tifanes
mucilagineufes & rafraîchiffantes, ou bien encore par
de légères embrocations fur la région du *Pubis*, avec
un liniment dans lequel entre le camphre.

» quelques uns, les matières des selles,
» les urines, & l'humeur fournie par les
» plaies des vésicatoires, sont également
» teintes en jaune ; mais cela ne s'ob-
» serve pas sur tous. Le vomissement
» est un symptôme qui n'est pas ordi-
» naire.

» *Du premier Décembre.* Il en est peu
» dans cette fiévre, qui aient des affec-
» tions comateuses. Dans les cas graves,
» il survient par intervalles un léger dé-
» lire ; le pouls est constamment vif, ra-
» rement il est plein ou fort ; la langue
» est la plupart du temps sale ; l'urine
» n'a point de caractère fixe, mais sou-
» vent elle est jaunâtre ; le sang qu'on a
» tiré à un matelot, ressemble à celui de
» l'Espagnol dont il a été parlé ci-des-
» sus ; il est visqueux & tenace ; la séro-
» sité & la partie lymphatique en sont
» teintes en jaune, qui est la couleur de
» l'habitude du corps du malade. On a
» constamment remarqué que les vésica-
» toires, non-seulement produisent les

» effets les plus salutaires en diffipant la
» fiévre, mais encore que les malades qui
» viennent à fe rétablir, fans qu'on les
» leur ait appliqués, font fujets dans la
» fuite à des vertiges & à des maux de
» tête. C'eft depuis peu une méthode
» générale, que de les appliquer à tous
» ceux qui ont le moindre fymptôme de
» cette maladie ; auffi n'eft-il plus quef-
» tion aujourd'hui, chez les convalef-
» cens, des deux accidens mentionnés.
» L'évacuation de férofités que procu-
» rent les véficatoires, femble également
» contribuer à prévenir les rechûtes.

» *Du* 10 *Décembre.* Souvent l'opéra-
» tion des véficatoires appliqués de bonne
» heure, diffipe prefque fur le champ &
» entiérement le mal de tête & la fiévre.
» Dans un degré plus avancé de la ma-
» ladie, cette application ne produit au-
» cun mauvais effet ; fouvent au con-
» traire elle procure le plus grand fou-
» lagement ; mais elle ne le fait pas
» d'une manière ni auffi prompte, ni auffi

» immédiate, que lorsqu'on emploie ces
» topiques dans les premiers temps de
» la maladie. Durant le cours de cette
» fiévre, les uns ont de la difposition à
» la liberté du ventre, d'autres femblent
» menacés d'une violente diarrhée (*a*) ;

———————————————————

(3) (*a*) Dans le cas d'une complication de la fiévre avec le cours de ventre, on a donné, toutes les quatre heures, une forte décoction de quinquina & de racine de *Biftorte*, à laquelle on ajoutoit cinq gouttes de teinture thébaïque par prife (3). J'ai auffi fait prendre quelquefois, en pareil cas, les antimoniaux, à petites dofes, dans la vue de calmer la fiévre ; mais je les combinois avec les opiatiques, de manière à prévenir leur effet irritant fur les inteftins. Au déclin de la fiévre, le cours de ventre devenoit beaucoup moins dangereux, & j'ai eu quelquefois la fatiffaction de voir que ces deux méthodes, ont réuffi à diffiper & la fiévre & le cours de ventre. La première de ces méthodes a été recommandée par mon ami le Docteur *Wytt*, (Voyez les *obfervations fur les maladies des Armées, par le Docteur Pringle* ; édition 3, pag. 245,) & j'ai appris que dans le cours de ventre d'automne des pays chauds, on l'employoit avec fuccès après les évacuations convenables. Dans le général, nous fommes venus à bout des cours de ventre opiniâtres qui duroient encore après la ceffation de la fiévre, au moyen de l'Ipécacuanha donné à petites dofes.

Il peut être utile de remarquer ici, en faveur des jeunes Praticiens, que dans plufieurs fiévres accompagnées de quelque douleur fixe ou permanente, les topiques procurent la plupart du temps un plus prompt foulagement que les remédes intérieurs, ou les applications faites à une certaine diftance de la partie affectée. C'eft ainfi que le vomiffement & le hoquet,

» mais le plus souvent après l'application
» du véficatoire, ces fymptômes s'adou-
» ciffent confidérablement. On doit faire
» beaucoup d'attention à l'état du ven-
» tre, fa liberté étant regardée avec rai-
» fon, comme une difpofition des plus
» favorables dans toute efpèce de mala-
» die contagieufe. Les remèdes internes
» font adminiftrés avec choix & métho-
» de ; on emploie les bols de camphre (a)

---

après avoir réfifté à l'opium, au mufc & à d'autres
puiffans remèdes pris par la bouche, font fouvent calmés, dans le moment, par l'application de quelque corps
chaud, d'une liqueur fpiritueufe ou camphrée, fur la
région de l'eftomach. De même encore l'opium donné
en lavement, foulagera quelquefois plus promptement
dans des cours de ventre & quelques autres maladies
des inteftins, qu'adminiftré de toute autre manière.
Et j'ai fouvent donné fous la même forme, le *Spi-
ritus Æthereus*, le vin, le quinquina, &c.

Les ventoufes & les véficatoires devroient pareillement être appliqués, foit qu'il s'agiffe du tronc ou des
membres, fur la partie qui fouffre ou le plus près
qu'il eft poffible de cette dernière ; comme auffi dans
plufieurs cas, on devroit, en pratiquant la faignée,
ouvrir les vaiffeaux les plus voifins du fiége de la
douleur (4).

(a) Lorfque dans cet Hôpital on recevoit un fiévreux, & qu'après l'avoir fait placer dans fon lit,
il ne fe préfentoit fur lui aucune indication à des évacuations, ni aucun autre fymptôme qui obligeât à faire
quelque changement à notre méthode ordinaire, la
pratique conftamment reçue étoit de lui faire prendre,

(4)

» & le petit lait acidulé avec le vinaigre;
» souvent le quinquina, le vin, &c., &

---

toutes les quatre heures, de quatre à cinq grains de camphre, jetés dans le petit lait acidulé avec le vinaigre. En général, le camphre diffous dans le mucilage de gomme arabique, convient affez à l'eftomac, & je le regarde comme un remède très-approprié dans le cas dont il s'agit. Un autre médicament dont on a fait beaucoup d'ufage en même temps que du camphre, c'eft le fuivant :

℞ *Rad. Serpentar. Virgin. contus*........... ℥vj
Aceti.... ℔ij
   Coque ut fit una Libra colaturæ cui adde,
Aqu. alexiter. Spirit., fyrup. è cortic. auran-
   tior., aa.. ℥ij

Le malade prenoit de quatre en quatre heures, deux cueillerées de ce remède ; cependant, il fut rarement ordonné feul ; mais on y ajoutoit environ trois drachmes de fel de corne de cerf, ou une once & demie d'efprit du même fel, & quelquefois auffi l'acide du vinaigre neutralifé par les yeux d'écreviffes ou par la craie.

Ayant obfervé très-fouvent, qu'un accès de fiévre intermittente étoit prévenu par le mélange d'un acide végétal avec un alkali (tel par exemple que celui du vinaigre avec la poudre d'yeux d'écreviffe), qu'on fait prendre au moment de l'efferveſcence & aux approches de l'accès, je ferois porté à croire que ces mélanges ont une plus grande vertu fébrifuge dans l'état d'efferveſcence, que dans celui de repos parfait & de faturation (5).

(5)

A une livre de décoction de racine de biftorte, on ajoutoit felon le cas, quatre onces de teinture fimple de quinquina, ou demi-once de ce dernier en poudre très-fine, ou enfin une once & demie de fafran, & dans quelque cas une once d'élixir parégorique.

» dans

» dans l'état de jauniſſe, les potions avec les
» ſels neutres auxquelles on ajoute, ſoit
» de la teinture thébaïque, ſoit de la
» rhubarbe, ſelon les circonſtances dans
» leſquelles ſe trouvent les malades : mais
» je ne regarde pluſieurs de ces remèdes
» intérieurs, ainſi que la ſaignée que j'ai
» ordonnée très-rarement, que comme
» des ſecours du moment, ou des moyens
» purement auxiliaires, qu'on n'emploie
» que pour plus grande ſûreté, eu égard
» aux avantages qu'on retire des véſica-
» toires. Un émétique donné dès les
» premières apparences d'une rechûte,
» la prévient ſouvent fort heureuſe-
» ment.

» *Du* 12 *Décembre.* Quoique le temps
» ſoit extrêmement froid, & accompa-
» gné d'une forte gelée qui dure depuis
» pluſieurs jours, on continue de nous
» envoyer journellement des gens atta-
» qués de cette fiévre, des vaiſſeaux le
» *Neptune,* la *Princeſſe-Amélie,* & au-
» tres qui ſont également infectés. Quel-

C

» ques-uns de ces malades sont couverts
» d'un nombre considérable de *pétéchies*.
» Ainsi la violence du froid ou la rigueur
» de la saison, n'a pu ni diminuer la
» masse du venin, ni en arrêter les pro-
» grès dans ces vaisseaux. »

Je vais maintenant reprendre la narration historique, des autres observations que j'ai été à portée de faire moi-même, sur la matière qui nous occupe.

Le 14 Décembre, en faisant ma visite dans une salle de fiévreux, je fus fort surpris d'y trouver trois hommes du vaisseau le *Cambridge*, dont je croyois l'équipage bien portant. Je commençai, selon ma coutume, par les interroger sur la situation dans laquelle se trouvoit leur vaisseau, relativement à la santé des gens de l'équipage, & à quoi ils croyoient que pût être rapportée l'origine de leur maladie. Ils me répondirent que sur six cens cinquante hommes qu'ils étoient, formant le complet de l'équipage de ce vaisseau, aucun n'avoit cessé de jouir d'une bonne santé , lorsqu'eux trois furent envoyés à bord du *Neptune* , avec quelques-uns de leurs contre-maîtres , pour difpofer au carenage ce dernier vaiffeau qui fe trouvoit en fort mauvais état , faute d'hommes , la plus grande partie de l'équipage étant dans les Hôpitaux.

De ces trois malades qui fortoient du *Cambridge* , l'un fe trouva tout couvert de taches le cinquième jour de la fiévre , & mourut ; un autre n'en réchappa qu'après avoir couru le plus grand danger. Et à l'égard des contre-maîtres qui travaillerent avec les précédens fur le *Neptune* , j'ai lieu de croire que ce furent eux qui porterent l'infection à bord du *Cambridge* , en y rentrant ; attendu qu'il nous vint peu de temps après à l'Hôpital , plufieurs hommes de ce dernier vaiffeau qui fe trouverent attaqués de la même efpèce de fiévre.

Il faut pourtant obferver ici , à l'égard de ces trois hommes appartenans au *Cambridge* (l'un des vaiffeaux les plus

fains de la flotte), qu'en devenant ainfi
infectés , la contagion ne leur avoit
été communiquée par aucun malade qui
fe trouvât fur le *Neptune* ; car dès la
première plainte ou à la moindre apparence de maladie chez un homme, dans
ce vaiffeau, on avoit foin de l'envoyer à
l'Hôpital. On doit faire la même obfervation , par rapport au grand nombre
de malades qui nous furent envoyés tous
les jours, pendant cinq ou fix femaines,
des vaiffeaux de l'*Amérique feptentrionale* ; c'eft-à-dire, depuis le moment de
l'arrivée de ces vaiffeaux à *Spithéad*, jufqu'à celui de leur définfection aux chantiers. Durant cet intervalle de temps,
on a eu l'attention de ne pas garder une
heure un feul malade à bord, toutes les
fois que le temps a permis de le tranf-
porter à terre.

Ainfi, malgré le foin qu'on avoit d'envoyer promptement les fiévreux à l'Hôpital, le foyer de la contagion n'en
exiftoit pas moins dans les vaiffeaux, &

ce fléau ne cessoit d'y être aussi actif que jamais.

Nous observâmes comme une chose qui nous a paru digne de remarque, que nuls autres mariniers, excepté ceux des vaisseaux du *Nord de l'Amérique*, ne furent attaqués de cette fiévre dans notre Hôpital, quoiqu'on ne pût parvenir à empêcher la trop fréquente communication des malades entr'eux, quelques précautions que l'on prît à cet égard.

En outre, il est clair que sur ces vaisseaux où il n'y avoit aucun malade à bord, l'infection ne pouvoit procéder ni de la corruption de l'air, ni d'un défaut d'attention à les laver & à les tenir autrement propres. Ils étoient tous fournis de ventilateurs ; & je sais de très-bonne part que le *Neptune*, dont l'équipage étoit le plus chargé de malades, ainsi que le *Dublin*, furent maintenus dans un état de propreté singulière.

Le premier qui étoit un vaisseau du second rang, admettoit nécessairement une grande quantité d'air par ſes trois rangs de ſabords ; & lorſqu'on tenoit ces derniers ouverts (ce qu'on ne manqua pas de pratiquer tout le temps que le vaiſſeau reſta à *Spithéad* & au havre de *Portsmouth* , pendant que la contagion étoit ſi violente) la ventilation & le renouvellement de l'air y étoient au-deſſus de tout ce qu'on auroit pu ſe procurer, à cet égard, dans tout autre endroit, comme dans un Hôpital ou dans un appartement, en en tenant les portes & les fenêtres ouvertes. L'équipage étoit dans ce même temps nourri avec de la viande fraîche de bœuf, avec le bouillon de cette viande, & avec des végétaux.

J'ai pris des informations particulières ſur l'emplacement & les autres circonſtances de l'infirmerie du *Neptune*, pendant que ce vaiſſeau étoit en mer, & j'ai ſu qu'elle étoit placée dans le premier entre-pont (*lower Gun-deck*), qu'elle étoit vaſte & propre, qu'on y avoit pratiqué des écoutilles afin de s'y procurer un air frais, & qu'on avoit soin de tenir ces écoutilles toujours ouvertes. On ouvroit pareillement les sabords voisins, aussi souvent qu'on pouvoit le faire avec sûreté, quoique la quantité d'air frais qui entroit par les deux écoutilles, suffit pour entretenir constamment dans cet endroit, une température agréable & pour en écarter toute mauvaise odeur. On lavoit d'ailleurs deux fois par semaine, les lits & les autres meubles de cette infirmerie avec du vinaigre chaud, & on la balayoit avec soin tous les jours.

M. Charles Saunders, Commandant de la flotte, montoit le *Neptune* & n'épargnoit rien pour que la propreté & la salubrité de l'air régnassent, tant dans l'infirmerie que dans le corps entier du vaisseau, & parmi l'équipage.

Cette propreté constamment soutenue, & les avantages d'un air sans cesse renouvellé, ne purent cependant suffire à éloigner la contagion qui continua ses ravages dans ce vaisseau, jusqu'à ce qu'il

eût été mis en carène & duement purifié par le moyen du feu & de la fumée.
Après cette opération, le vaiſſeau & tout
l'équipage ſe trouverent parfaitement
ſains, & il en fut de même de tous les
vaiſſeaux infectés qui revenoient de l'*A-
mérique ſeptentrionale*.

Mais pour continuer ſur cette matière ;
vers la fin de Décembre, la frégate la
Diane arriva du nord de l'*Amérique*. A
ſon départ de cette contrée, elle avoit
tout ſon monde bien portant ; mais cette
frégate ayant eſſuyé un très - mauvais
temps, quelques ſemaines avant que de
toucher aux côtes d'*Angleterre*, l'équipage ſe trouva attaqué de fiévres dont
périrent le Boſſeman, un Aide-Chirur-
gien, & quelques autres perſonnes. Suivant la déclaration de ce vaiſſeau, il
avoit, à ſon arrivée, trente-deux malades attaqués d'une fiévre qu'on diſoit
maligne & mêlée de quelque degré de
contagion. Un de ces malades mourut
peu de temps après avoir été débar-

qué ; tous les autres se rétablirent à l'Hôpital.

Ainsi l'équipage de ce vaisseau qui jouissoit d'abord d'une bonne santé, contracta vraisemblablement la contagion, pour être resté étroitement renfermé dans les entre-ponts ; endroit fort humide, d'autant plus qu'on étoit obligé de tenir les écoutilles toujours fermées.

L'équipage du vaisseau le *St. George*, nous offre un exemple du même genre. Ce vaisseau qui étoit parti de *Spithéad*, vers le mois de Février de l'année 1760, avec tout son équipage en parfaite santé, le ramena pareillement en fort mauvais état, après avoir essuyé une violente tempête. Sur l'un & l'autre de ces vaisseaux, les premières apparences de maladies se firent remarquer dans une saison très-froide, & ces maladies furent d'une nature maligne.

Nous voilà maintenant en état de suivre les progrès ultérieurs de la contagion, ou son importation à bord de plufieurs autres vaiffeaux de guerre, depuis fes premiers ravages foit fur le vaiffeau la *Princeffe-Royale* & les autres vaiffeaux *Garde-port*, foit dans les prifons, foit encore parmi les gens de terre peu accoutumés à la mer & les perfonnes mal-portantes, foit enfin fur les vaiffeaux mal-fains. Les effets de cette contagion fe font manifeftés, pour la plupart, dans peu de jours, & les agens de fon importation ont été fuffifamment connus.

Mais comme il fe pourra faire qu'en continuant fur le plan actuel, je donne une defcription féparée ou particulière, des maladies que j'ai eu occafion d'obferver dans le courant de l'année qui a fuivi celle-ci, il fuffira de remarquer pour le préfent, qu'au commencement de l'année 1760, plufieurs frégates, telles que le *Poftillon*, le *Liverpool*, le *Repulfe* & le *Niger*, apporterent à *Spithéad* la contagion qui leur avoit été communiquée par quelques détachemens de recrues.

Cette maladie fut très-peu de chose. Chez plusieurs, elle ne se déclaroit que par quelques frissons réguliers ou irréguliers qui souvent étoient pris pour un simple frissonnement, ou pour un de ces froids passagers qui saisissent brusquement, & quelquefois aussi pour le frisson d'une fiévre intermittente. Plusieurs autres furent sujets à un retour périodique de ces accès de froid, même trois semaines après qu'ils eurent été débarqués.

Comme il convenoit de tenir les personnes infectées séparées des autres malades, dans l'Hôpital qui se trouvoit alors fort rempli, on fut obligé de les placer dans quelques salles nouvellement construites qui n'avoient pas encore été habitées, ou qu'on ouvrit pour la première fois, à cette occasion. Environ vingt ou vingt-cinq personnes qui jouissoient en apparence d'une très-bonne santé, & que pour cette raison on avoit placées dans ces salles neuves, furent attaquées de cours de ventre. Je trouvai fur les cadavres de ceux qui moururent de cette maladie, de grands amas de matière purulente dans la cavité du bas ventre, & quantité d'ulcères répandus le long de la furface externe des inteftins, fans pourtant qu'il y eût aucun figne apparent de gangrene fur ces parties. Les contre-maîtres de ces mariniers qu'on avoit placés dans des falles très-faines, fe plaignirent rarement de la diarrhée ; mais ils éprouvoient un mal-aife univerfel, des douleurs dans les membres & quelquefois à la tête, une toux mêlée de crachats & accompagnée de friffons périodiques. Deux de ces malades devinrent jaunes durant le cours de la fiévre, & fe rétablirent. En général cependant, il étoit extraordinaire que dans une falle bien faine contenant vingt malades, on en vit plus de deux ou trois qui fuffent obligés de garder le lit.

Quoique le caractère de cette infection fût très-éloigné de la malignité, & qu'elle ne produifit que chez peu de perfonnes une maladie fiévreufe déterminée ou permanente (*fixed*) , néanmoins le nombre des infectés caufoit de l'inquiétude, & ce n'étoit pas fans raifon. On donna donc des ordres pour que ces frégates fuffent convenablement définfectées ; & comme on fe plaignoit que la *Princeffe-Royale* , *Garde-port* en rade à l'entrée du *Nore* , étoit la fource funefte des maladies qui ravageoient la flotte , il fut pareillement ordonné que ce vaiffeau feroit purifié tout de même. On retira les plus grands fruits de l'exécution de ces ordres.

Cependant , il nous vint bientôt après quelques infectés d'un autre canton. La *Guirlande* , vaiffeau de vingt canons , arriva de *Plimouth*. Son équipage n'avoit ceffé de jouir de la meilleure fanté , lorfque quelques hommes en ayant été détachés pour aider fur le *Shrewsbury* dont les gens étoient pour la plupart malades dans les Hôpitaux de *Plimouth*, ces mariniers en revenant à bord de la

Guirlande, y apporterent avec eux une fiévre pourprée qu'ils communiquerent à tout l'équipage.

Les malades qui nous vinrent de ce vaisseau, étoient attaqués d'une fiévre beaucoup plus maligne que nulle de celles que j'avois pu avoir occasion d'observer jusques-là à *Haslar*, & cette maladie paroissoit être le produit de la contagion la plus violente; cela étoit même au point qu'on fut obligé de parfumer & de purifier tout de suite le vaisseau en entier. On mit encore à terre, dans les deux jours qui suivirent cette opération, quatre malades, & dès-lors la *Guirlande* fut entièrement délivrée de cette infection pestilentielle.

Je n'observai dans cet Hôpital, aucune rechûte parmi ceux qui étoient attaqués de cette fiévre maligne; ce que j'attribuai à ce que la plupart contracterent le scorbut pendant leur convalescence; car il régnoit alors dans le Comté de *Sou-thampton*, un véritable scorbut épidémique d'une violence extraordinaire. Cette épidémie s'étendit d'une manière surprenante, jusqu'aux vaisseaux qui étoient en rade à *Spithéad*, ainsi qu'à ceux qui louvoyoient sur la côte. Elle pénétra dans les prisons de *Winchefter* & de *Porchefter*, où elle infecta quelques centaines de prisonniers François, & il n'y avoit point de famille même aisée dans ce Comté, qui n'en éprouvât quelque légère atteinte ; il se trouva même des personnes qui en furent affectées à un degré considérable.

A *Haflar*, les nouveaux enrôlés & ceux qui n'avoient jamais été à la mer, s'en trouverent attaqués, de même que les vieux marins & autres personnes qui avoient déjà fait plusieurs voyages aux Indes soit orientales, soit occidentales, & qui jusques-là n'avoient jamais eu le moindre symptôme de cette maladie. En un mot, il étoit bien rare de trouver dans cet Hôpital, un homme qui eût resté long-temps au lit, sur-tout après une maladie fiévreuse, & qui fut absolument sans quelque ressentiment de scorbut : mais il est temps de revenir de cette digression.

J'ai décrit fidélement jusqu'ici toutes les fiévres contagieuses, que j'ai eu occasion d'observer dans l'Hôpital de *Haslar*, depuis le mois de Juin 1758 , jusqu'au commencement de l'année 1760 ; la plus grande partie de ces détails, sont connus de ceux qui ont assisté à mes visites & qui sont encore pleins de vie, ainsi que des Chirurgiens & des Officiers des différens vaisseaux ; mais il convient de rappeller encore ici un fait d'une observation moins générale, savoir, qu'il peut se trouver à bord d'un vaisseau un seul homme attaqué soit de *pétéchies*, soit quelquefois encore de la fiévre jaune, sans néanmoins que dans la totalité de l'équipage, on en éprouve la moindre atteinte de maladie.

Le *Magnanime* nous en fournit la preuve. Ce vaisseau fut dix-sept semaines en mer, & de ces dix-sept semaines il y eut un mois où il souffrit beaucoup

du

du mauvais temps, & pendant lequel il eut à bord les blessés de l'action générale du 20 Novembre. Malgré la longue croisière de ce vaisseau & les violentes tempêtes qu'il essuya, il nous fut rapporté qu'à l'exception desdits blessés, il n'avoit eu, parmi sept cens hommes qui étoient sur son bord, que cinq malades, encore même, pour la plupart, attaqués de maladies chroniques ; quoique pourtant à leur débarquement, il s'en trouvât un des cinq sur qui je reconnus une fiévre pourprée dont il mourut bientôt après, ayant le corps couvert de *pétéchies*. La chaloupe le *Raven* nous envoya, de son côté, un autre malade qui avoit la fiévre jaune dont il mourut également. Malgré cela, il n'y a pas eu d'autre personne à bord de ces deux vaisseaux, soit avant soit après leur arrivée, qui ait été attaquée de ces fiévres.

J'omets ici beaucoup d'autres observations de ce genre, que j'ai été à portée de faire dans cet Hôpital principalement,

quoique j'aie encore vu souvent, des personnes attaquées de fièvres très-analo-
-gues à celles dont il s'agit, dans des familles où on ne soupçonnoit pas la plus
légère trace d'infection.

Mais laiffons-là pour le moment cette
partie de notre sujet, & tournant nos
regards sur une scène plus agréable, considérons en quel état s'est trouvée, quant
à la santé des équipages, notre flotte pendant les années 1759 & 1760.

Sur cette grande flotte d'Angleterre
aux ordres de M. *Édouard Hawke*, laquelle combattit le 20 Novembre, celle
de France commandée par *M. de Con-
flans*, on a joui de la meilleure santé
qu'on pût desirer, eu égard aux circonftances, & telle qu'on n'en a pas d'exemple. Cette flotte est censée avoir été composée, la plupart du temps, de vingt vaif-
seaux de ligne & d'environ dix frégates,
& on estime que le nombre d'hommes
qu'il y avoit sur ces différens vaisseaux,
le jour de l'action, pouvoit se porter à en-

viron quatorze mille. Plufieurs de ces vaiſſeaux étoient, depuis plus de ſix mois, hors
de *Spithéad*. Néanmoins, on m'a aſſuré
que le jour de l'action , on ne comptoit
pas en tout vingt malades ſur la flotte.
De huit cens quatre-vingt hommes qui
étoient ſur le *Royal-George*, vaiſſeau de
M. Édouard Hawke, il n'y en avoit qu'un
ſeul qui fût hors d'état de ſervir. Sur
l'*Union*, vaiſſeau monté par *M. Charles
Hardy*, de ſept cens ſoixante-dix hommes
d'équipage , il n'y en avoit également
qu'un hors de ſervice ; & ſur le *Mars* de
ſoixante-quatre canons , commandé par
le *Commodore Young* , on n'y avoit pas
un ſeul malade , quoique ce fût un vaiſſeau neuf.

On a eu peine à croire , juſqu'à préſent , que des vaiſſeaux puſſent croiſer
dans la baïe de *Biſcaye* plus de trois ou
quatre mois de ſuite , ſans que leurs équipages fuſſent attaqués du ſcorbut. Cependant , la flotte a été exempte de cette
calamité , & elle en eſt entièrement re-

D ij

devable aux provifions en viandes fraîches & en végétaux, dont elle a été
abondamment fournie.

C'eft, à mon avis, une obfervation digne
de remarque, que quatorze mille perfonnes renfermées dans des vaiffeaux pendant fix ou fept mois, aient joui fur mer,
durant tout ce temps, d'une fanté beaucoup meilleure qu'on n'imagineroit celle
d'un pareil nombre d'hommes placés
fous le climat le plus falubre, & dans le
pays le plus fertile & le plus agréable de
la terre.

On ne fauroit dire combien de temps,
la bonne fanté de ces hommes fe feroit
maintenue, fi les fecours qu'ils rece-
voient inceffamment en végétaux & autres provifions fraîches de terre, euffent
été interceptés, quoique ce foit là une
queftion vraiment digne de curiofité; mais
il eft certain qu'après l'action, les vaiffeaux de tranfport ayant été retenus par
des vents contraires, la flotte eut beaucoup à fouffrir par le manque de provi-

fions & d'eau, au point que les Officiers-Commandans fe trouverent réduits, à cet égard, prefqu'aux mêmes extrêmités que le dernier des matelots. Malgré cet accident, il fe paffa plus de fix femaines avant qu'il fe manifeftât aucun fymptôme de fcorbut dans les équipages ; & quoique la plupart de ces vaiffeaux euffent déjà tenu la mer , les uns pendant fept mois , les autres pendant près de huit , ils avoient néanmoins perdu très - peu d'hommes , encore même étoit-ce du fcorbut.

Le *Royal-George*, qui étoit le premier vaiffeau de la flotte , partit de *Spithéad* le 17 Mai 1759 & ne fut de retour que le 18 Janvier fuivant. A fon départ, vingt de fes matelots fe trouvoient attaqués de rhumes, & d'autres maladies qui font la fuite ordinaire de la vie déréglée que mènent les marins , lorfqu'ils font à terre. Un mouffe ayant apporté avec lui la petite vérole à bord , cinq perfonnes de ce vaiffeau en moururent , & ce furent les feuls hommes qu'on perdit pendant les huit mois que dura fa croifière. Cependant, avant l'arrivée de ce vaiffeau en Angleterre, l'équipage eut à fouffrir plus ou moins du fcorbut, & lorfqu'il fut dans le port, on envoya vingt de ces fcorbutiques aux Hôpitaux ; mais il n'en mourut qu'un feul, lequel même avoit été quelque temps auparavant attaqué d'hydropifie.

Il y a néanmoins deux exceptions à faire, dans ce que nous avons dit de la bonne fanté dont jouirent en général les équipages de cette grande flotte, & ces exceptions nous font fournies par le *Sandwich* & le *Torbay*. Le premier qui étoit un vaiffeau neuf, dont l'équipage n'étoit pas fait à la mer, & fe trouvoit compofé en partie de plufieurs perfonnes qui fortoient des prifons de Londres, revint à *Spithéad* vers la fin de Décembre 1759, en très-mauvais état, après une longue croifière pendant laquelle il avoit été féparé du refte de la flotte ; & j'ai appris, à l'égard du *Torbay*, qu'au mois de Juin 1760, on avoit envoyé de ce vaiſſeau pluſieurs malades attaqués de fiévres malignes, aux Hôpitaux de *Plimouth*.

Mais aux équipages près de ces deux derniers vaiſſeaux, qui ont été attaqués de la contagion, j'ai tout lieu de croire qu'aucun de ces matelots qui ont été employés ſur les côtes de France, ou dans la baïe de *Biſcaye* pendant l'eſpace de dix-huit mois (c'eſt-à-dire, depuis le mois de Mai 1759, juſqu'à celui de Décembre 1760), & dont le nombre a pu ſe porter d'abord à quatorze mille, & dans les ſuites à dix mille qui, pour la plupart, ont tenu conſtamment la mer les ſept ou huit mois entiers, ſans ſortir de leurs vaiſſeaux, qu'aucun de ceux-là, dis-je, n'a été malade, ſi ce n'eſt du ſcorbut; ou du moins qu'il y en a eu très-peu qui ſe ſoient plaints d'autres maladies; encore même cela n'eſt-il arrivé que lorſque la flotte a manqué de proviſions fraîches.

Je ne parle pas ici de ces maladies chroniques familières aux gens de mer, telles que les douleurs rhumatifmales, les vieux ulcères, les meurtriffures anciennes, les maladies de confomption & autres femblables; la plupart de ces maux étant ou une fuite de quelque maladie qui a précédé, ou un effet du viel âge & des infirmités qui en font inféparables.

Tels font les faits que j'ai cru devoir faire fervir de bafe aux préceptes ou aux dogmes qui vont maintenant être expofés, comme autant de corollaires de ce qui a précédé.

Premièrement, il paroît que l'air de la mer eft falutaire aux perfonnes accoutumées à le refpirer, pourvu d'ailleurs qu'elles foient fournies de vivres de bonne qualité, ou qu'elles fe nourriffent convenablement. L'expérience a de plus démontré, que les perfonnes qui fe trouvent fur mer font moins fujettes aux fiévres, que celles qui font fur terre (a).

____

(a) Depuis la lecture de ce Mémoire à la fociété, j'ai

Les fiévres intermittentes opiniâtres, & ce qu'on appelle la colique bilieuse caractérisée par le vomissement & le cours de ventre bilieux, mais plus particulièrement par ce dernier symptôme, sont souvent épidémiques en automne à *Portsmouth* & à *Gosport*. Pendant le séjour que j'ai fait dans ces deux endroits, j'ai été témoin que ces maladies ont causé les plus grands ravages parmi les habitans, les étrangers & les troupes de terre, & que la mortalité étoit portée à un degré extraordinaire; tandis que pendant tout le temps de la durée de ce fléau, qui étoit général dans le pays ou sur terre, dix mille hommes répandus sur les vaisseaux à *Spithéad*, n'en éprouverent jamais la moindre atteinte.

---

eu sous les yeux des preuves frappantes en faveur de cette opinion sur la salubrité de l'air de la mer. Ces preuves consistent en ce que plusieurs gros vaisseaux qui ont été en croisière pendant les douze mois entiers, & dont quelques-uns même y ont été plus long-temps dans différentes stations sur les côtes de France, ont toujours eu leurs équipages dans un état de parfaite intégrité, & jouissant d'une santé au-dessus de tout ce qu'on pouvoit espérer.

Ces preuves accumulées , femblent donc mettre en évidence la vérité de notre première propofition. En effet, l'atmof-phère de la mer eft fi pure , fi falubre, au moyen de l'agitation que l'air y éprouve continuellement des brifes & des vents rafraîchiffans , qu'elle devient en même temps un fûr afyle pour la fanté , dans les climats ou pays mal-fains, durant les ravages des maladies épidé-miques ou peftilentielles qui règnent fur terre (6). (6)

Ajoutez à cela , que les effets de la con-tagion fe découvrent plus facilement fur les flottes ou dans un certain nombre de vaiffeaux , que dans les villes ou les vil-lages ; par la raifon que tous les vaiffeaux qui compofent une efcadre , fe trouvent fous une même influence de régime & de climat ; les circonftances étant pareille-ment les mêmes , quoique à d'autres égards , pour le plus grand nombre de mariniers. C'eft ainfi qu'une maladie con-tagieufe , peut fouvent fe répandre dans une ville ou dans un village, sans qu'on en soupçonne la moindre chose ; tandis que sur une flotte, ses effets deviennent plus apparents, plus sensibles, en ce qu'ils font concentrés & comme rapprochés dans un ou plusieurs vaisseaux.

En second lieu, il paroît également que les fiévres connues sous différentes dénominations, & qui font d'espèces très-différentes, peuvent être occasionnées par la contagion, & que l'infection d'une ville, d'une maison, d'une prison ou de tout autre lieu, soit que cette infection y ait été apportée soit qu'elle y ait pris naissance, ne produit pas toujours une fiévre maligne & beaucoup moins encore une fiévre mortelle.

Pour éclaircir plus particulièrement cette question, considérons ici ce qui se passe dans certains cours de ventre; considération qui pourra également s'appliquer aux fiévres.

Personne n'ignore que la dyssenterie des camps, ainsi que la plupart des fiévres dyſſentériques , ſont en général malignes & contagieuſes tout enſemble. J'ai eu occaſion de traiter un homme attaqué , depuis deux ans , d'une dyſſenterie chronique qui le retenoit rarement au lit , & dont néanmoins les ſelles infectoient preſque tous ceux qui faiſoient uſage des mêmes latrines que lui. Cet homme étoit reſté , en différens temps pendant quinze mois , à l'Hôpital de *Halifax* , dans l'eſpoir d'y trouver quelque ſoulagement , & depuis il étoit venu paſſer trois mois à l'Hôpital de *Haſlar* , d'où il fut renvoyé comme incurable. Nous l'avions placé dans une ſalle occupée par des malades attaqués de rhumatiſmes ; mais bientôt pluſieurs de ces derniers ſe plaignirent d'un violent cours de ventre , qu'ils attribuoient aux purgatifs ou aux autres remèdes qui leur étoient adminiſtrés. L'infirmière de la ſalle en fut attaquée avec la même violence ; & ce fut elle qui remarqua la première que cet accident provenoit , ſelon toute apparence , de l'infection qui s'exhaloit des selles de ce nouveau malade, lesquelles étoient fort glaireuses & très-fétides. En conséquence, on défendit à ce dyssentérique l'usage des latrines qui servoient en commun, & dès-lors les plaintes cesserent dans cette salle : on a vu souvent arriver de pareils accidens dans cet Hôpital.

Mais, poursuivons. Je crois avoir observé que la disposition des malades à de fréquentes rechûtes de fiévres, est, à certains égards, proportionnée à la nature contagieuse de ces fiévres ; ou du moins, que les malades retombent plus facilement dans une maladie fiévreuse contractée par la voie d'infection, de quelque virulence que soit cette dernière, que dans toute autre espèce de fiévre : & cette circonstance semble devoir nous aider quelquefois, à juger de la nature & de la cause d'une maladie.

En troisième lieu, une attention suivie constamment pendant quelques années sur cet objet, m'a convaincu que le

corps d'un malade tenu soigneusement
propre & net , est moins capable de
communiquer la contagion, que les derniers vêtemens qu'il a quittés , le linge
sale & autres hardes quelconques qu'il a
portées long-temps avec l'infection de sa
maladie ; je veux dire que ces dernières
substances, contiennent un venin contagieux plus effectif , plus concentré
que les émanations récentes du corps
du malade ou de la matière de ses excrétions.

Je renvoie à traiter dans le Mémoire
qui suivra celui-ci , de celles des déjections qui communiquent le plus promptement l'infection , du temps de la maladie auquel cela arrive , & des circonstances dans lesquelles on a le plus à craindre de ces émanations contagieuses. Je
me contenterai pour le présent , de rapporter, à l'appui de ce qui a déjà été avancé , quelques détails sur les différentes
fonctions des domestiques & des garde-
malades de l'Hôpital de *Haslar*.

L'office des premiers, étoit de porter ou d'aider à monter dans les salles, les malades encore vêtus de leurs habits chargés d'infection, & ensuite d'empaqueter & d'enlever promptement chaque article de ces hardes, pour les mettre à part. Il en arrivoit souvent, que ces domestiques devenoient infectés eux-mêmes, & tomboient dans des maladies fiévreuses très-opiniâtres ; tandis que les gardes qui étoient chargées de déshabiller les malades (ce qu'elles faisoient près d'un bon feu qu'on tenoit toujours allumé dans les salles), & qui les soignoient assidument, après les avoir placés dans des lits & des linceuls bien propres, étoient, à plusieurs égards, moins sujettes à des maladies fiévreuses ; ou du moins si elles venoient à contracter quelque infection, les maladies étoient en général plus légères chez elles & d'une guérison plus prompte. Nous observerons même, que plusieurs de ces gardes qui ont été ainsi infectées, ne l'ont été que par leur imprudence ;

car il est de toute notoriété , que plusieurs d'entr'elles n'ont contracté la contagion , que pour avoir gardé quelques
jours dans les chambres où elles cou-
choient, le linge sale des malades , malgré la défense rigoureuse qui leur en
étoit faite par les réglemens de la maison. C'est par une négligence de cette
nature , qu'une garde s'est trouvée infectée
jusqu'à trois différentes reprises. De pareilles observations sont bien capables de
faire sentir aux malades & à ceux qui en
prennent soin , combien il est important
d'observer une exacte propreté, & que les
uns & les autres se tiennent constamment
bien nets.

En quatrième lieu , nous pensons qu'in-
dépendamment de la laine , du coton ,
du linge & des vêtemens de presque toutes les espèces , il est plusieurs autres
substances , dans les chambres infectées
& autres lieux infectés , auxquelles les
semences de la contagion se trouvent fortement adhérentes. C'est ainsi que dans
les

les vaisseaux, les poutres, les chaises,
les bois de lit & autres meubles, ainsi
que les divers ustensiles qui servent à l'u-
sage des malades, peuvent, sans contredit, s'imprégner fortement du venin contagieux ; ce qui a été suffisamment prouvé
par ce que nous avons remarqué auparavant, sur la manière dont l'infection se
propage dans les flottes.

En cinquième lieu, ces semences de
contagion, exprimées plus énergiquement
par le mot grec de *Miasmata* (miasmes),
dans quel endroit qu'elles soient introdui-
tes ou à quelle substance qu'elles adhèrent, je les appelle *la source* (ou ce qui
est quelquefois désigné parmi les physi-
ciens par le mot latin *fomes*) le *foyer*
d'une infection ; & je pense que la malignité, l'intensité & le danger des maladies qui en résultent ou de la fiévre
qui en est la suite, dépendent, en grande
partie, de la qualité ou de la nature spé-
cifique de cette source ou de ce foyer
d'où proviennent de pareilles affections.

E

Le Docteur *Pringle* rapporte (*a*), que sur vingt-trois personnes qu'on avoit employées à réparer les vieilles tentes, sous lesquelles quelques malades infectés de maladies contagieuses avoient couché, il y en eut dix-sept qui furent attaquées de contagion & qui en moururent, tant la source de ce venin étoit active ou virulente. Cependant, d'un autre côté, en parlant de l'état où se trouvoient & l'équipage du *Mélampe*, & ceux de plusieurs autres vaisseaux sur lesquels il y avoit des preuves évidentes d'infection, nous avons vu que les fiévres qui en résultèrent furent néanmoins très modérées, & qu'on n'a eu que dans un petit nombre de cas, la preuve qu'elles étoient funestes.

Pour établir plus clairement cette question par d'autres exemples & d'autres faits, il convient d'observer que pendant les mois de Janvier, de Février & de

____

(*a*) Observations sur les maladies des Armées, pag. 27, de l'édition Angloise.

Mars de l'année 1760 , il nous fut envoyé du vaisseau la *Guirlande* , vingt-quatre malades qui , pour la plupart , avoient des taches pourprées avec d'autres symptômes de malignité , & que de ce nombre il en mourut cinq de la fiévre. Durant les mêmes mois, il nous vint également des équipages du *Postillon* , du *Liverpool* & de quelques autres frégates , cent cinq personnes infectées dont il ne mourut que huit , la plupart même attaquées d'un cours de ventre occasionné par l'humidité des salles , ainsi que cela a été remarqué ci-devant.

Lors donc que des exemples de cette nature se renouvellent fréquemment (comme on voit par l'exposé que nous avons fait dans la première partie de ce Mémoire , que cela est arrivé en effet) , il paroît absolument hors de doute que quelques vaisseaux , (& il en est probablement de même de tout autre lieu) se trouvent plus fortement infectés que les autres ; ou (pour parler d'une manière plus conforme à l'idée que nous avons de la chofe), que ces vaiffeaux renferment, par comparaifon, une fource de contagion plus concentrée & plus active.

Je n'affurerai pas précifément que le nombre des perfonnes infectées, foit en raifon de l'énérgie du venin ou de la virulence du foyer contagieux, attendu qu'il m'eft arrivé d'en voir à proportion un plus grand nombre d'infectées par une contagion modérée, qu'il ne fortit de malades du petit complément de l'équipage de la *Guirlande* où la contagion étoit d'une nature très-violente ; mais je fuis bien certain que le danger de la mortalité, fera toujours proportionné à l'activité ou à la force du venin.

En fixième lieu, quel que foit l'endroit où le venin fe cache, & quelle fubftance qu'il pénètre ou infecte, l'admiffion de l'air le plus pur & les ventilations les plus exactes, fe trouvent fouvent infuffifantes foit pour chaffer ce venin, foit pour en affoiblir l'activité.

Ce fait peut fe prouver par plufieurs autres exemples de ce genre , ajoutés à ce que nous avons déjà rapporté au fujet du *Neptune* , du *Dublin* , & de quelques autres vaiffeaux infectés , que l'on tenoit fingulièrement propres & bien aérés ; mais je me bornerai ici à un feul de ces exemples , c'eft-à-dire à une feule preuve de plus.

Quand les vaiffeaux font prêts à entrer dans les baffins des chantiers , on a coutume d'en tirer les équipages qu'on tranfporte dans des Hourques (*hulks*), lefquelles font entretenues pour cet ufage dans les ports. Ces Hourques font de vieux bâtimens dont la charpente (comme on le conçoit aifément) eft de fort mauvais bois , ou d'un bois épuifé de toute fa fubftance, (*décayed timbers*) & qui par-là eft très propre à fe pénétrer du venin contagieux & à le retenir ; femblables à ces vieilles maifons qui ne font plus habitées & qui fe trouvant ainfi conftamment ouvertes , laiffent, en tout temps , un libre accès aux vents, au froid & à la pluie. Il n'y a pas long-temps qu'une partie de l'équipage du vaisseau l'*Amérique*, ayant passé la nuit dans une de ces Hourques, j'observai que plusieurs personnes de ce détachement, se trouverent, d'après l'insalubrité du lieu, attaquées d'une fiévre lente & de mauvais caractère, tandis que dans l'autre partie de cet équipage qui étoit restée sur son premier bord, on ne se plaignit que de quelques toux légères ou de rhumes. Je puis certifier que j'ai souvent vu de pareils exemples de fiévres de mauvaise espèce, contractées à bord de ces Hourques froi-des & humides. On doit encore se rap-peller que la pureté de l'air & même une forte gelée, n'ont pu adoucir la violence de la contagion sur le vaisseau le *Neptune*.

Je conviens que dans certaines circons-tances, un foyer (*fomes*) de contagion qui se trouvera dans une chambre infectée, ou dans tout autre endroit, peut être écarté ou détruit par des causes acciden-telles dont nous ne saurions rendre raison,

& qui, à dire la vérité, nous font fouvent inconnues ; mais il eft très-certain, que le cas eft le plus fouvent tel que je viens de l'expofer, & qu'une exacte propreté des lieux véritablement infectés & l'admiffion d'un air pur, ne font pas toujours fuffifantes, à beaucoup près, pour en chaffer le venin. Cependant, l'inefficacité de cette pratique dans certains cas, ne doit pas être une raifon pour fe relâcher de l'attention que mérite un pareil objet, moins encore pour négliger l'emploi de deux moyens auffi importans & d'une utilité fi fort avérée, foit pour la fûreté des perfonnes qui font en fanté, foit pour le rétabliffement de celles qui font malades.

Mais s'il eft bien prouvé, que des moyens d'une néceffité auffi abfolue que le font & la propreté & la pureté de l'air, pour prévenir la contagion & empêcher qu'elle ne fe répande, ne peuvent fouvent fuffire à écarter ou à anéantir cette fource fecrète & pernicieufe,

j'ai du moins là aujourd'hui la satisfaction
de pouvoir assurer mes savans Confrères
de cette Société , que j'ai rarement ou
plutôt que je n'ai pas encore observé jusqu'ici , qu'une application convenable du
feu & de la fumée , ait manqué de produire l'heureux effet de purifier efficacement tous les endroits , matériaux &
substances attaqués d'infection.

On ne peut révoquer en doute que
l'infection qui a régné dans les vaisseaux ,
n'ait été tout aussi contagieuse & aussi
mortelle sur quelques-uns de ces derniers , qu'elle peut l'être dans un autre
lieu quelconque , si on excepte celle qui
dépend de la vraie peste. Néanmoins, je
n'ai jamais entendu dire qu'aucun vaisseau , après avoir été soumis avec soin
à des fumigations convenables, n'ait été
promptement désinfecté par ce moyen ,
ou ne soit devenu une demeure salubre
ou saine pour les équipages. Que si par
la suite les maladies y ont reparu , on
peut hardiment les attribuer à des per-

fonnes qui les ont apportées avec elles ,
foit de quelqu'autre vaiffeau infecté , foit
d'une prifon ou de quelqu'autre lieu
femblable d'où elles fortoient.

Il y a trois méthodes communément
ufitées pour purifier les vaiffeaux ou bâtimens de mer , après que les équipages
en ont été tirés.

La première s'exécute en faifant brûler du tabac. On allume pour cet effet
plufieurs feux avec de vieux morceaux
de cordages qu'on appelle *junk* , & on
répand deffus une certaine quantité de
tabac. Ces feux étant diftribués en divers
endroits du vaiffeau , on a foin d'en concentrer la chaleur & la fumée , en tenant tout bien fermé pendant un temps
confidérable. Par cette opération , le
Neptune & la *Guirlande* ont été parfaitement définfectés.

La feconde confifte à allumer des
feux de charbons de bois , fur lefquels on
répand du foufre : la chaleur & la fumée de ces fubftances incendiées , doi-

yent être pareillement concentrées pendant un long espace de temps , en prenant la même précaution de fermer ou
de boucher bien exactement toutes les
ouvertures. Quoique cette vapeur anti-
pestilentielle , appliquée selon les règles ,
ait été reconnue un des moyens les plus
efficaces pour purifier toutes sortes d'appartemens , de vaisseaux , de hardes , &c.
infectés de contagion , néanmoins j'ai
observé qu'elles ne détruisoit pas certaines espèces de vermine , particulièrement les poux ; d'où l'on pourroit inférer que la contagion ne se propage pas
par la voie des animalcules.

Enfin , la troisième méthode se réduit
à l'addition de l'arsenic aux matières du
second procédé , & l'on s'y prend de la
manière suivante. Après avoir exactement fermé ou bouché toutes les ouvertures & fentes du vaisseau (comme nous
avons vu que cela doit être également
pratiqué dans les autres procédés ci-dessus) , on place & on assujettit nombre

de pots de fer dans la cale, les ponts, les entre-ponts, &c., chacun de ces pots doit contenir, premièrement, une couche de charbon, enſuite une couche de ſoufre, & ainſi alternativement juſqu'à trois ou quatre couches ſucceſſives de ces ſubſtances, ſur la dernière deſquelles on répand l'arſenic, mettant par-deſſus le tout quelque brins de fil de *carret (oakum)* trempés dans le goudron, pour ſervir de mèche. Les perſonnes chargées de cette opération, après avoir mis le feu audit fil, doivent ſe retirer promptement, & avoir ſoin de fermer après elles les écoutilles par leſquelles elles ſont ſorties.

Il réſulte de ce qu'on connoît des procédés qui viennent d'être décrits, & de l'expérience qu'on a de leur bons effets, que le feu & la fumée ſont les agens les plus puiſſans que nous ayons pour détruire entièrement l'infeƈtion ; & l'on peut préſumer qu'ils ſeroient également efficaces contre la peſte elle-même.Ceci s'accorde jusqu'à un certain point avec ce que nous lisons dans l'Histoire ancienne de la Médecine ; mais l'usage déplacé, ou plutôt l'abus du feu dans ces sortes d'occasions, en a fait regarder les effets comme nuls par quelques-uns, & a fait soupçonner aux autres que ces effets pouvoient être nuisibles.

La pratique moderne d'allumer de grands feux en plein air, & de les distribuer avec profusion dans les rues & autour des murs des Villes infectées de la peste ou d'autres maladies contagieuses, est fondée sur des principes fort précaires & même erronés ; aussi l'expérience a-t-elle démontré, non-seulement l'inutilité de cette pratique, mais encore le mal qui peut s'ensuivre. Ces inconvéniens dans l'usage du feu ainsi prodigué, ne résulteroient-ils pas de la consomption & de la destruction qui se fait (pendant la durée des feux si considérables & universellement répandus dans une grande Ville) de ce principe de l'air qui est tout

à la fois l'aliment de la vie & du feu ?
Et la malignité de la contagion, n'en est-
elle pas accrue dans un temps où l'abord
constant d'une grande quantité d'air frais,
& fortement imprégné de ce principe
vivifiant, est si absolument nécessaire
dans les appartemens infectés & renfermés qu'habitent les malades ? Cependant,
quoiqu'il faille avouer de bonne foi,
comme nous l'avouons, que les feux dif-
persés sans ménagement dans les rues &
sur les places, ont été dangereux pendant la durée d'une maladie contagieuse,
il ne s'ensuit pas assurément que lorsqu'une maison a été infectée de quelque
venin pestilentiel, ou de celui d'une autre
maladie fiévreuse, & que les malades en
ont été transportés ailleurs, il ne s'ensuit
pas, dis-je, qu'en pareil cas ces feux,
en observant la précaution de tenir les
portes & les fenêtres bien fermées, doivent être nuisibles, & que par cette manière de purifier, tous les germes de contagion ne puissent être effectivement dé-

truits. L'expérience, ce fûr garant des vérités en médecine, a d'ailleurs conftaté, de la manière la plus complète, l'efficacité des procédés qui viennent d'être décrits.

Il eft donc fort à defirer pour l'avantage de l'humanité, que ce genre de purification devienne une pratique générale & univerfelle. Les hommes n'ont pas befoin qu'on les prévienne contre un danger confidérable & très-prochain qui frappe leurs fens, ou contre les poifons qui leur font connus; l'amour de la vie les porte naturellement à fuir l'un & à éviter les autres; mais c'eft une néceffité pour eux de fe prémunir par les précautions & les mefures les plus efficaces, contre ces fléaux fecrets & mortels qui fe dérobent à l'inftinct confervateur de la nature.

Ainfi donc, toutes les fois qu'il vient à mourir quelqu'un foit d'une fiévre pourprée, foit d'un mal de gorge accompagné de malignité, foit de la petite vérole ou d'une autre maladie qui fe trouve

de nature contagieuse, la fûreté du refte
de la famille & des voifins du défunt,
exige que le cadavre foit promptement
tranfporté dans une autre chambre (*a*),
& celle dans laquelle eft mort le malade
doit être aérée, en tenant pour cet effet
les fenêtres ouvertes jufqu'à ce qu'on en
vienne à la définfecter. Or, cette définfection fe fera en y introduifant d'abord
un feu de charbon fur lequel on placera
quelques bâtons de foufre, & après avoir
ainfi difpofé les chofes & les vapeurs
commençant à s'élever, on aura foin de
fermer bien exactement les portes & les
fenêtres, & de les tenir ainfi bien fermées pendant dix ou douze heures au
moins, jufqu'à ce que la chambre foit
entièrement & fuffifamment pénétrée de
cette vapeur du foufre.

(*a*) Je penfe que le cadavre d'une perfonne qui vient
de mourir, ne fauroit communiquer aucune efpèce d'infection, à moins que ce ne foit par le moyen des matières qui peuvent s'évacuer, foit par les iffues na-
turelles du corps, foit par des plaies qui étoient en
fuppuration.

J'ai observé fur différens vaiffeaux , qui font les endroits où l'on a les oc-cafions les plus favorables pour faire des expériences fur des objets de cette na-ture , & pour en juger fainement , que la contagion de la petite vérole y a ceffé entièrement , au moyen des feux fur lef-quels on faifoit brûler du foufre , & du foin qu'on avoit de bien concentrer cette vapeur dans les endroits infectés. De quelle utilité ne doit donc pas paroître la connoiffance de cette méthode , aux Villes de l'intérieur de l'*Angleterre* , où la crainte & les ravages de cette ma-ladie parmi les adultes , font au-deffus de la plupart des calamités humaines. En un mot, l'emploi réfléchi & bien exé-cuté des feux & de la fumée , eft tout ce que nous avons de plus efficace & de plus approprié , pour la deftruction & l'extinction entière des foyers les plus virulents des maladies contagieufes , & le moyen le plus capable de purifier toute efpèce d'air mal-fain ou infecté.

Mais

Mais j'ai déjà traité cet article, d'une manière plus étendue, dans un autre ouvrage (*a*).

A l'égard des méthodes préservatives qui doivent être nécessairement mises en usage dans tous les lieux attaqués d'infection, & pendant que les malades sont encore dans leurs chambres, je recommanderai, entr'autres moyens appopriés, les feux de bois qui, non-seulement ont la vertu de diminuer la force ou la violence des venins de ce genre, mais qui sont encore très-utiles pour se garantir de leur atteinte. C'est ainsi, que selon l'endroit où sont placées les cheminées des cuisines dans les vaisseaux, la fumée pouvant se répandre continuellement entre les ponts, on observe que les personnes qui habitent ces endroits, jouissent d'une meilleure santé que celles qui s'en trouvent éloignées.

____

(*a*) Voyez la seconde édition de l'*Essai sur la Conservation de la santé des gens de mer.*

F

Mais pour établir cette assertion sur des preuves encore plus directes, il a été observé, il y a quelques années (tandis que la contagion étoit si meurtrière sur le Vaisseau la *Royale-Anne*, *Garde-Port* à Spithéad, que plusieurs personnes de l'équipage mouroient au bout de quarante-huit heures de maladie, avec la fiévre & un violent saignement du nez), qu'aucun de ceux qui étoient exposés à la fumée de la cuisine, ne contracta l'infection. D'où l'on peut inférer qu'un air froid, humide & crû (*Raw*) augmente l'activité & l'énergie de la contagion (*a*). Ce fait est encore confirmé par la relation suivante, que m'a communiquée M. *Ramsay-kar* ci-devant Chirurgien du Vaisseau le *Torbay*, & qui l'est aujourd'hui du chantier de *Portsmouth*.

Dans l'année 1755, temps auquel une maladie pestilentielle ravageoit la flotte

---

(*a*) Ceci reviendra encore dans mon second Mémoire, où je traite le même sujet.

du nord de l'Amérique, les vaisseaux le *Torbay & le Monarque*, tous deux également maltraités de ce fléau, débarquèrent leurs malades à *Halifax*. Les infectés de chacun de ces vaisseaux, étoient journellement visités par leurs Chirurgiens respectifs. La diète, le régime auxquels ils étoient soumis & les divers remèdes qu'on leur administroit, étoient, à tous égards, les mêmes pour tous, ainsi que le reste du traitement qui étoit dirigé sur les avis réunis de ces deux Chirurgiens. La nature des fiévres dont ces malades étoient attaqués & les symptômes qui les accompagnoient, présentoient également sur tous la plus parfaite ressemblance. Néanmoins, il mouroit chaque semaine la moitié plus de monde de l'équipage du *Monarque*, que de celui du *Torbay*. Cette disparité dans le nombre des morts d'un côté, comparé au nombre des morts de l'autre, surprit beaucoup ces Chirurgiens. Après avoir examiné avec une attention scrupuleuse, jusqu'à la plus petite cir-

conftance qui pouvoit influer en quelque
chofe fur les malades des deux équipages, ils ne remarquèrent entre ces derniers, qu'un feul point de différence auquel la grande mortalité qui régnoit fur
le *Monarque* pût être rapportée ; cette
différence confiftoit en ce que les malades
de ce Vaiffeau, étoient placés dans un
grand moulin où il n'y avoit aucun endroit
pour faire du feu ; au lieu que ceux du
Torbay, quoique logés dans des maifons
vieilles & moins commodes d'ailleurs,
avoient l'avantage de pouvoir y faire conf-
(7) tamment du feu avec le bois de *Spruce* (7).

La fumée que j'eftime le plus, après
celle du bois, pour purifier un air infecté, c'eft celle de la poudre à canon. J'en
fais pour l'ordinaire un fréquent ufage,
parce qu'elle ne bleffe pas les poumons.
L'écorce de *Cafcarille* répand, en brû-
lant, une odeur fuave dans les appartemens des malades, & eft par-là tout
au moins un préfervatif agréable, qui
eft en même-temps capable de prévenir

l'effet des mauvaises odeurs. La vapeur du vinaigre camphré qu'on fait bouillir sur un réchaud, est beaucoup meilleure encore pour remplir ces vues.

Outre la correction des mauvaises qualités de l'air & la désinfection des appartemens, il est un autre avantage qu'on retire de l'emploi de ces vapeurs & fumigations, j'entends de celles qui ne peuvent nuire aux organes de la respiration. Cet avantage consiste en ce que toutes les fois qu'il y a dans un appartement une fumée un peu épaisse, les gardes & les malades soupirant après un air frais, on a pour lors grand soin de tenir les portes & les fenêtres ouvertes. Or, il est certain que l'air des chambres des malades, ne sauroit être renouvelé trop souvent, observant, dans cette opération, que le malade soit bien couvert & que les rideaux de son lit soient fermés, si la chose est nécessaire. On ne peut donc s'y prendre plus efficacement, pour sauver les malades du danger de l'air mal-sain des chambres ou des salles qu'ils habitent, & qui est une suite de l'obstination de leurs gardes ou de leurs parens à tenir tout fermé, que d'ordonner que les appartemens soient souvent fumigés ou parfumés. Dans d'autres pays, on fait beaucoup plus d'usage de ces fumigations que dans celui-ci, & c'est au grand avantage des malades.

Enfin, j'exposerai ma façon de penser sur ce qui regarde la manière de purifier les meubles, les habits, le linge, &c., qu'on soupçonne être infectés. Sur quoi je dois remarquer en passant, que la pratique ordinaire d'après laquelle on se contente d'étaler & d'exposer ces effets au grand air, est, dans bien des cas, insuffisante pour en enlever les germes d'une maladie contagieuse qui s'y trouvent cachés.

On verra par l'histoire qui se trouve à la fin de mon second Mémoire, sur le sujet que nous traitons présentement, que la méthode d'étaler les hardes hors de la maison, pour les faire sécher ou

aérer, fans les avoir préalablement fu-
migées, peut avoir des fuites fâcheufes,
& même funeftes. Nous avons déjà dit
qu'un air humide renforçoit la contagion, & qu'un vent fec étoit capable d'en
répandre les malignes influences. Ainfi
donc, toutes les hardes ou tous les effets
fufpects d'infection, doivent premièrement
être foumis à la fumigation dans un endroit clos, & de la même manière qu'on
le pratique à l'égard d'une chambre ou
d'un appartement infecté, & après cette
opération on peut les étaler hors de la
maifon & les tenir expofés au grand air.

Un accident arrivé en dernier lieu, &
dont je vais donner le détail, fervira à
confirmer ce précepte. Un ouvrier du
commun étant mort, le mois d'Avril
dernier, de la petite vérole à *Porchefter*,
fa veuve porta les dernières hardes qui
lui avoient fervi, à la Ville de *Havant*
éloignée de neuf milles du Château de
Porchefter. Après avoir pris la précaution de les expofer convenablement à

l'air , c'eſt-à-dire de faire ce qu'on appelloit les purifier , & avoir laiſſé paſſer
quelques ſemaines encore pour ſe mieux
aſſurer qu'il n'y avoit plus d'infection
à craindre , elle fit préſent d'une veſte
de ſon mari à un pauvre garçon qui
ſervoit chez un menuiſier , & qui l'ayant
miſe bientôt après , en contracta la petite vérole dont il mourut. On avoit eu
ſoin d'éloigner ce miſérable de chez ſon
Maître , & de le faire tranſporter à l'Hôpital ſi-tôt qu'on eut reconnu ſur lui des
ſignes de petite vérole ; mais avant même
qu'on n'eût découvert dans la famille
qu'il avoit cette maladie , il arriva qu'un
des enfans de 'la maiſon & deux autres
enfans du voiſinage , tous trois conduis
ou portés chaque jour à l'école par ce
domeſtique , ſe trouvèrent également attaqués de la petite vérole , & il fut conſtaté que l'infection provenoit ſur tous
les trois de la même ſource de contagion. Cet événement répandit la frayeur
& la conſternation dans la Ville ; mais

par l'attention qu'on eut de tenir ces malades foigneufement *fequeftrés* ou féparés d'avec les bien portans, & en prenant les autres précautions néceffaires, on parvint à éteindre entièrement cette contagion avant qu'elle eût le temps de faire des progrès.

Qu'on me permette d'ajouter encore ici, que le linge des malades fiévreux, comm'auffi toute efpèce de hardes ou d'effets de ce genre qui leur ont fervi & qui font dans le cas d'être lavés, ne doivent jamais être mis d'abord dans l'eau chaude, parce qu'il eft dangereux, pour qui que ce foit, d'être expofé à la vapeur qui s'en élève. Il convient donc de faire tremper ces effets, pendant plufieurs heures, dans l'eau froide ou dans les lies froides du favon, afin qu'enfuite les faletés puiffent en être enlevées parfaitement.

Telles font, MESSIEURS, les obfervations que je m'étois propofé de vous communiquer, touchant les moyens de purifier les lieux infectés & les fubftances pareillement imprégnées du venin contagieux ; je réserve pour mon second Mémoire, les autres observations que j'ai été à portée de faire sur la méthode qui paroît la plus appropriée pour traiter avec succès des maladies contagieuses, les personnes qui ont le malheur d'en être atteintes.

Fin du premier Mémoire.

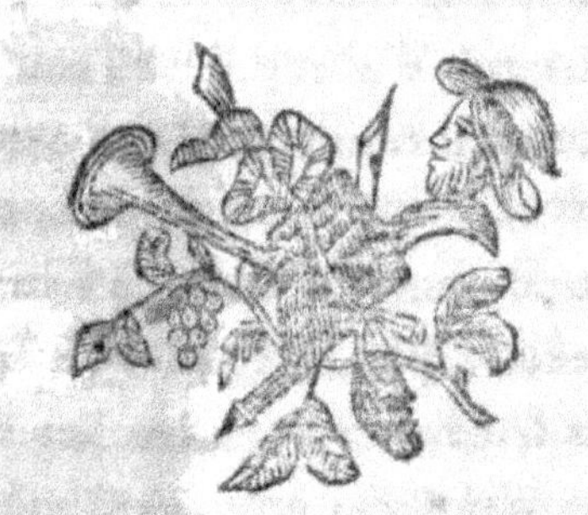

SECOND MÉMOIRE.

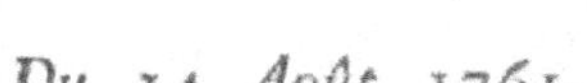

Du 14 Août 1761.

MESSIEURS,

J'AUROIS bien fouhaité que la manière de parler que l'ufage a confacré en Médecine, m'eût permis, dans ces Mémoires, de fubftituer aux mots *d'Infection* & de *Contagion* quelqu'autre terme équivalent; car ces dénominations font beaucoup trop fufceptibles d'être interprétées, la plupart du temps, d'après les idées alarmantes qu'on fe fait de la pefte & de la fiévre foit peftilentielle foit maligne. Mais en me fervant ici de ces dénominations

vulgaires, j'ai cru devoir les employer
dans un sens moins limité, en les éten-
dant à toutes les fiévres, de quelque espèce qu'elles soient, qui se communiquent d'une personne à une autre, soit
par la circonstance entre ces personnes
de se trouver près l'une de l'autre, soit
par le moyen de quelques substances pé-
nétrées de corpuscules (*particles*) capables de communiquer le venin fiévreux
& de le répandre.

Il règne communément encore une
autre erreur, contre laquelle il est important d'être prémuni. Rien n'est plus commun que d'entendre dire, que la fiévre ou
telle autre maladie est dépourvue entièrement de toute qualité contagieuse, &
il n'est pas moins ordinaire que lorsque
ces maladies viennent à attaquer quelqu'un, le petit nombre les attribue à
des causes absolument différentes de
cette dernière ; le tout, parce qu'il sera
arrivé que les personnes mêmes qui en
jugent ainsi, où quelques autres encore,

ayant été évidemment expofées à l'infection , auront toutes eu le bonheur de ne
pas en être atteintes.

Ce faux raifonnement a donné lieu à
une infinité d'erreurs pernicieufes en médecine , dans d'autres occafions femblables où l'on s'eft autorifé , comme dans
celle-ci , d'un petit nombre d'exceptions
pour déroger aux maximes les mieux
établies dans l'art de guérir ; mais par
exemple , de ce que le quinquina a
échoué quelquefois dans le traitement
des fiévres intermittentes, & le mercure
dans celui des maladies vénériennes ,
faudroit-il fe hâter d'en conclure que
chacun de ces remèdes en particulier ,
doit fe trouver fans effet dans tous les
autres cas & accidens de la nature de
ces derniers ?

Ainfi donc , de même qu'il n'eft point
de remède (quelque grande qu'en foit
la vertu) qui ne puiffe manquer fon effet ,
dans les cas où il paroît être le plus
fpécialement approprié , de même il n'eft

pas de contagion, du moins connue, qui, autant que je puis le penser, affecte indistinctement tous les hommes.

L'inoculation de la petite vérole, manque quelquefois de produire cette maladie, & cependant la contagion de ce virus n'est pas une chose problématique. Je n'ai moi-même jamais éprouvé le moindre symptôme d'infection, quoique pendant trois années je n'aie cessé de donner, tous les jours, mes soins à une infinité de personnes attaquées de maladies contagieuses. Il en a été de même d'un jeune homme qui s'est trouvé beaucoup plus exposé encore, comme étant continuellement occupé à faire des saignées & à veiller à l'administration des autres secours chirurgicaux sur les fiévreux, dans les salles de l'Hôpital de *Haslar* ; ce qu'il a fait constamment, sans jamais s'aviser d'aucune précaution nécessaire, (en quoi il a été certainement coupable de beaucoup de témérité), & qui malgré son imprudence

n'a jamais reſſenti non plus que moi, la
plus légère indiſpoſition. Mais ſans doute
il ne s'enſuit pas de là, que les fiévres qui
ont régné durant ce temps à l'Hôpital ne
fuſſent pas contagieuſes, puiſqu'il exiſte
les preuves les plus poſitives du contraire.

Une maladie contagieuſe, n'eſt donc
pas toujours pour cella telle que le vulgaire ſe l'imagine. Les épidémies qui ſe
communiquent à quiconque s'y expoſe
de près, ainſi que la peſte elle-même,
ne ſont pas non plus abſolument de nature contagieuſe. Je voudrois donc qu'on
entendit de préférence par maladie *contagieuſe*, celle qui, dans certaines circonſtances, eſt ou peut être communiquée à une, deux ou pluſieurs perſonnes; qui conſerve, en très-grande partie
dans ſon action, ſon identité de forme
(*its identical form*) & ſa nature propre;
.& qui, en outre, s'aſſortit en quelque
manière au tempéramment & aux diſ-
poſitions particulières des perſonnes qui
reçoivent ſon venin. Mon deſſein n'eſt pas

de rechercher ici, en quoi consistent ces dispositions ; il me suffira, pour le présent, d'éclaircir ultérieurement & de confirmer ma façon de penser sur cet objet particulier, par le récit d'un événement qui s'est passé en dernier lieu.

Dans une salle de cet Hôpital où se trouvoient dix-huit Soldats de la marine, cinq d'entr'eux furent attaqués d'un violent cours de ventre, que leur communiquèrent, par infection, deux matelots placés avec eux dans la même salle. Nous avions alors cinq cens quatre-vingt-douze malades dans l'Hôpital, & cependant, il n'y eut que cette salle où l'on se plaignit d'un pareil symptôme. Il est clair que les cinq Soldats de la marine ainsi infectés, le devinrent en conséquence de la disposition particulière dans laquelle ils se trouvoient pour lors ; tandis que les treize autres, quoique dans la même position, c'est-à-dire le même emplacement, n'éprouvèrent jamais le moindre ressentiment de diarrhée.

Cet

Cet exemple démontre l'impossibilité de prouver qu'une maladie n'est pas contagieuse, par la preuve négative qu'on voudroit tirer de ce que telle ou telle personne (qui se trouve à portée de l'infection), n'en est pas attaquée.

Dans les maladies aiguës, je regarde les selles, principalement si elles sont très fétides, comme ce qu'il y a de plus capable de communiquer l'infection. Viennent ensuite le soufle de la respiration (ou l'haleine des infectés), & enfin les émanations (*effluvia*) du corps des malades attaqués de fiévres (8). (8)

Pour ce qui est maintenant de la manière dont il convient de traiter une personne qui aura reçu, par la voie de la contagion, le venin de la fiévre, je remarquerai que ce traitement doit toujours être le même, quelque légère ou quelque violente que soit l'infection reçue, ainsi que dans tous les cas de rechûte.

Les effets de la contagion sont souvent prompts & senfibles ; le plus léger degré de ces effets ou la plus légère contagion, eft celle qui dérive fimplement des émanations infectées, ou de la puanteur qui s'exhale du corps des malades attaqués de maladies graves. Je voyois, l'automne dernière, une Dame de qualité qui avoit une colique bilieufe avec des déjections par haut & par bas d'une fétidité infoutenable. Une autre Dame contracta la maladie, pour n'avoir fait que traverfer l'appartement de la malade ; elle fe fentit prefqu'auffi-tôt incommodée, & fut faifie de vomiffemens accompagnés d'un mal-aife confidérable, qui durèrent vingt-quatre heures. La garde qui en prenoit foin, fut pareillement infectée en refpirant cette mauvaife odeur (qu'elle fentoit, pour employer ici fes expreffions, lui defcendre à fur & à mefure qu'elle la refpiroit, jufqu'au fond de l'eftomac), & elle fut prife en même-temps de vertiges & de vomiffemens. Ce dernier fymptôme de-

vint encore plus violent dans la nuit, &
fut accompagné de déjections par bas
& de beaucoup de frissons. On réussit,
par le moyen d'un émétique, à faire
cesser entièrement les deux évacuations;
néanmoins, cette garde continua de se
plaindre, pendant quelque jours encore,
de tremblemens fréquens, d'un violent
mal de tête, le tout joint à un pouls
petit & irrégulier, & elle fut plus long-
temps à guérir que la Dame malade.

J'ai souvent observé que ces légers
degrés d'infection avoient encore lieu,
lors même que cette dernière provenoit
des excrétions que rendoient les malades
qui avoient une grosse corpulence, &
qui étoient attaqués de maladies soit inflammatoires soit d'un autre genre.

Un homme qu'on croyoit fiévreux, &
qu'on avoit reçu comme tel dans cet
Hôpital, se trouva attaqué d'un violent
délire accompagné d'un pouls plein &
vif. Malgré des évacuations abondantes,
le délire se soutint pendant deux mois,

ne laiſſant que de courts intervalles au
malade ; lorſqu'ayant été informé que
cet homme avoit été auparavant ſujet à
cet accident, je jugeai que ce cas étoit
celui d'une vraie manie. Une garde qui
voulut ſoulever le malade par les bras, fut
frappée, à l'inſtant même, d'une odeur
fétide inſupportable, & reſſentit en même-temps des friſſons accompagnés de
mal-aiſe & de mal de tête. Comme elle
ſe ſentoit fort indiſpoſée, elle prit un
vomitif ſix heures après, & paſſa la nuit
ſuivante dans des ſueurs abondantes qui
étoient l'effet d'une potion ſudorifique.
Le lendemain matin, la violence du mal
de tête étoit un peu diminuée ; mais
au moindre mouvement que la malade
voulut faire, elle éprouvoit une chaleur
brulante avec des douleurs vives au
front, & ſe plaignoit en même-temps
de vertiges. Elle étoit d'ailleurs tourmen-
tée d'une ſoif preſſante, & ſon pouls
étoit plein & vif. On ſe hâta de lui appliquer un emplâtre véſicatoire entre les

épaules ; & à peine ce topique eut-il
commencé d'opérer , que le mal de tête
disparût entièrement ainsi que la soif ,
& que le pouls devint tranquille. Le lendemain , la malade fut en état de se lever & se trouva parfaitement bien.

J'ai vu quelques autres cas de personnes qui ont été pareillement infectées
avec la même facilité , pour s'être trouvé
présentes lorsqu'on mettoit un cadavre
dans le cercueil. Je l'ai vu , notamment
sur un matelot qui vint en dernier lieu
pour rendre ce dernier devoir à un de ses
camarades (9). Après avoir fait vomir le (9)
malade , il a fallu de plus lui appliquer
les vésicatoires. J'ai encore eu, la semaine
dernière, dans cet Hôpital , deux garde-
malades infectées par une personne qui
avoit la petite vérole. Toutes deux ont
été affectées exactement de la même
manière, se plaignant l'une & l'autre de
frissons mêlés de beaucoup d'accable-
ment & de mal de tête. L'une avoit
été infectée par le soufle de la respira-

tion du malade, l'autre pour avoir fait son lit. L'une d'elles avoit encore des douleurs aiguës dans la poitrine & dans les hypochondres (aux fausses côtes). Chez la première garde, ces symptômes ont été promptement dissipés au moyen d'un vomitif ; ce qui pourtant n'a pas empêché qu'elle n'ait eu, pendant trois jours encore, des retours irréguliers de frissons. Quant à la seconde, quoique soulagée considérablement de son mal de tête, ainsi que de son état de mal-aise & des frissons, par le vomissement, elle ne laissoit pas de se plaindre constamment de beaucoup de chaleur & de soif. Il lui restoit en outre avec un pouls petit, concentré, une douleur très-vive dans la poitrine ; symptômes qui indiquoient la nécessité de l'application des vésicatoires. Ce topique lui fut en effet appliqué sur l'endroit même de la douleur, & le lendemain matin tous ces accidens ont été dissipés entièrement.

J'appelle ces infections dont nous venons de parler, *Infections légères*, parce qu'en effet fur vingt cas de cette nature, je n'en ai pas vu un feul de mortel, lors toutefois que les malades ont été traités comme il convient. Cependant, il eft à remarquer que dans plufieurs de ces cas, l'infection provenoit de perfonnes attaquées de petite vérole.

 Dans les converfations que j'ai eu avec différentes perfonnes qui avoient été elles-mêmes infectées par des malades attaqués de fiévres contagieufes, elles ont toutes comparé, en général, la première impreffion fenfible qu'elles avoient éprouvé de l'infection, à celle d'une odeur terreufe défagréable, femblable à celle qui s'élève d'une fofſe récemment creufée, qu'elles ont fenti leur defcendre jufqu'au fond de l'eftomac (10), quoique pour-(10) tant cette odeur ne leur parût pas auffi naufeabonde, que la puanteur que répandent les cadavres ; & les effets ultérieurs de cette première impreffion, fe font manifeftés par des friffons & un mal-aife qui pourtant n'ont été que momentanés. C'eſt ici une odeur particulière qui ne peut être bien décrite (*a*), mais que tous ceux qui ſont employés au ſervice des malades, ainſi que les gardes, diſtinguent avec beaucoup de ſagacité comme une circonſtance qui accompagne ordinairement les fiévres extrêmement malignes, & qui, avec l'odeur particulière que rend la matière des écoulemens procurés par les véſicatoires, peut être rangée parmi les ſymptômes les plus conſtans d'une fiévre de mauvais caractère.

Cependant, il eſt pluſieurs ſujets qui ne ſont pas ſenſibles, dans les commencemens, à quelques-uns des effets de la contagion; & l'on peut voir par les obſervations contenues dans mon premier Mémoire, qu'il y a eu des perſonnes qui n'ont ceſſé d'être expoſées au ve-

____

(*a*) Il y en a qui comparent cette odeur à celle de la paille pourrie. Quelquefois cela approche davantage de la mauvaiſe odeur dont on eſt affecté auprès des perſonnes qui ont une petite vérole confluente, lorſque ces malades viennent à ſe remuer dans leur lit; quoique pourtant cela ne ſoit pas une odeur auſſi forte.

nin contagieux d'une fiévre pendant plufieurs jours , même pendant des femaines entières , & chez qui néanmoins les
effets de l'infection fe font réduits à
des friffons irréguliers , lefquels , à la vérité , étoient quelquefois affez confidérables pour obliger les malades à fe mettre au lit une ou deux fois dans la journée , ce qui quelquefois auffi n'arrivoit
à ces derniers que de deux jours l'un.
On y voit en outre que parmi les perfonnes ainfi infectées , celles qui s'étoient
trouvé logées dans des chambres peu
commodes , ou qui étoient reftées quelque temps affifes fur un terrain froid , ou
qui enfin avoient couché dans un appartement humide &c. , que celles-là , dis-
je , avoient été , bientôt après avoir contracté l'infection , faifies d'angoiffes du
côté de l'eftomac auxquelles fe joignoient
quelquefois des diarrhées dangereufes ,
& fouvent encore de fiévres qui préfen-
toient de mauvais fymptômes.

J'ai encore obfervé , à l'égard de ces

fiévres, que selon la manière dont on les traitoit, les malades étoient plus ou moins sujets à des rechutes. Or, il n'est pas extraordinaire que dans un lieu quelconque soit maison, soit chambre, soit vaisseau, qui est infecté & où les sémences de contagion se trouvent comme récélées, on observe dans les maladies de fréquentes rechûtes poussées même jusqu'au nombre de six ou sept, & il est naturel d'attribuer de pareils accidens à la maligne influence de la contagion ; mais dans un Hôpital comme celui de *Haslar* où tout ce qui est couverture, linge &c., à l'usage des malades, est convenablement purifié par des moyens avec lesquels on peut être assuré d'avoir entièrement détruit les germes du venin contagieux, les rechûtes doivent sans doute être attribuées à des causes bien différentes. Ainsi donc, ceux-là parmi tous les autres ont été sujets aux rechûtes, qui se sont conduits d'une manière irrégulière, qui ont persisté opiniâtrement dans cette conduite, & qu'on n'a pu amener à fe foumettre aux ftatuts & règlemens particuliers de cet Hôpital.

Ceci peut fervir à démontrer la néceffité qu'il y a, de veiller avec le plus grand foin fur les malades convalefcens; car j'ai remarqué en mon particulier, qu'une mauvaife conduite de la part des perfonnes infectées, & fpécialement leur fortie prématurée du lit ou de l'Hôpital, leur occafionoit fouvent un retour de la fiévre.

Qu'il me foit permis, à ce fujet, de hafarder une conjecture, favoir, que les mêmes caufes qui donnent lieu à des rechûtes, le font quelquefois en mettant en mouvement les miafmes morbifiques *morbific eftuvia* (auparavant introduits dans le corps), & en les rendant propres à produire tels effets qui probablement n'auroient pu fe manifefter fans cela. Ce qui me fait penfer ainfi, c'eft que les effets d'une contagion provenant de fiévres de mauvaife vaise espèce, sont, comme je l'ai déjà remarqué plus haut, souvent fort prompts & fort sensibles chez quelques personnes, au point de se déclarer dès l'instant même où le venin a été reçu dans le corps. Mais si une personne n'éprouve des symptômes d'infection, que quelques jours après s'être éloignée du lieu infecté, ou si ayant déjà contracté l'infection, elle se trouve affectée immédiatement après avoir été mouillée de la pluie, ou avoir été exposée au froid ou à l'humidité, ou après avoir trop mangé ou trop bu, ou s'être livrée à quelque autre excès, pour lors il est probable que ces causes (a) ont mis en action le venin qui se trouvoit assoupi, & il n'est personne qui put affirmer positivement

____

(a) J'ai vu plusieurs mariniers, parmi ceux qui avoient servi sur des vaisseaux infectés, lesquels ont été attaqués, quelques jours après leur débarquement, de la même espèce de fièvre que celle qui régnoit sur ces vaisseaux; ce qui leur est arrivé pour avoir mangé & bu immodérément, avoir eu des disputes entr'eux, ou avoir commis quelqu'autre excès de ce genre; & lorsqu'ils sont entrés dans l'Hôpital, je les ai trouvé couverts de *pétéchies*.

que sans leur influence, ce venin auroit
toujours été capable d'affecter la consti-
titution du sujet. Quoiqu'il en soit, &
en supposant que l'infection aura été as-
soupie pendant quelque temps, soit dans

La circonstance observée dans la contagion qui régna pendant l'hiver de 1759 dans cet Hôpital (ainsi
qu'il est rapporté dans mon premier Mémoire), la
circonstance, dis-je, dans cette contagion, de s'être
bornée aux gens venant de *l'Amérique Septentrionale*, confirme de plus en plus cette opinion. Nous
eûmes dans cette maison, au mois de Décembre de ce
même hiver, soixante-dix malades parmi lesquels on
en comptoit deux cens qui sortoient des vaisseaux infectés. De ces derniers, il y en eut plus de vingt qui,
après être restés quelques jours dans l'Hôpital, furent attaqués de la même espèce de fiévre que celle qui régnoit dans les vaisseaux sur lesquels ils servoient ; quoiqu'à leur réception dans cet Hôpital, on les eût jugé
atteints de toute autre maladie. Ainsi, par exemple,
un marinier qui avoit servi sur le vaisseau *le Neptune*,
ayant été placé, à cause d'une plaie qu'il avoit à la
jambe, dans la salle des blessés qu'on avoit soin de
tenir fort propre, fut pendant dix jours sans se plaindre d'aucune autre incommodité que de sa plaie ; mais
ayant trouvé le moyen de se faire apporter furtivement
du vin, & s'étant en conséquence enivré & disputé vivement avec ses camarades, il se trouva le lendemain attaqué de la fiévre. On le saigna deux fois pour cette
fiévre qui fut d'abord regardée comme inflammatoire,
& comme le fruit de la débauche ; mais le troisième
jour, ayant vu ce malade dans la salle des fiévreux où
avoit il été transporté, je lui trouvai toute l'habitude
du corps couverte de taches pourprées, & reconnus
sa maladie pour être une fiévre maligne de la même espèce que celle qui infectoit le vaisseau d'où il sortoit.

le corps d'un malade , soit dans ses habits ou autres hardes qu'il aura portées , nous ne saurions être trop en garde contre les symptômes *décévans* qui peuvent se manifester si-tôt que le venin contagieux entre en action.

Un froid qu'on sent tout-à-coup se répandre à la surface du corps , des frifsons accompagnés d'un léger mal-être d'estomac , tendent à confirmer dans l'erreur que ce ne sont là que les phénomènes ordinaires d'un froid ou d'un friffonnement soudain , ou de ce que le vulgaire appelle fiévres d'accès ; mais quand d'après de telles indispositions , on a de justes motifs de craindre l'invasion prochaine d'une maladie fiévreuse , c'est alors qu'il importe à un Médecin d'être prévenu qu'un traitement peu convenable ou un simple délai de quelques heures , peut donner lieu à des accidens que tout le pouvoir de l'art n'est plus ensuite capable d'éloigner.

Il paroît donc , qu'on doit donner sur le

champ un léger émétique dans le temps même de ces friſſons ou dans cet état de *Rigor*, à tous ceux qu'on ſoupçonne infectés de fiévres contagieuſes, avant que la fiévre ne ſoit bien établie & que la plénitude ou la dureté du pouls ne puiſſe rendre l'opération de ce remède dangereuſe (11). Que ſi l'on diffère (11) trop long-temps de donner le vomitif, & ſur-tout ſi l'on fait précéder la ſaignée, on laiſſe échapper l'occaſion la plus ſûre & la plus favorable pour rendre la ſanté au malade.

Les effets de cette eſpèce d'antidote ſont ſi bien connus dans cet Hôpital, & nos expériences réitérées en ont ſi pleinement conſtaté les avantages, que les gardes & les autres perſonnes employées dans les ſalles des fiévreux, y ont tout de ſuite recours d'elles-mêmes ſi-tôt qu'elles ſe ſentent malades, & rarement il manque de prévenir la maladie qu'on avoit de juſtes raiſons de craindre. J'ai encore trouvé que ce remède étoit également utile pour prévenir les rechûtes, lorsqu'il eſt donné immédiatement au retour des friſſons. J'ajouterai qu'on peut, à cette même époque, procurer une ou deux légères ſelles aux malades, par le moyen de l'émétique ou des lavemens.

Le vomitif dont nous nous ſervions, étoit en général fort doux; rarement cela alloit au-delà de ſix ou dix grains d'ipécacuanha. Le malade prenoit enſuite, à l'heure du coucher, une potion diaphorétique & calmante compoſée de cinq grains de ſel de corne de cerf, & de quinze ou vingt gouttes de *Teinture Thébaïque*. Il nous eſt arrivé d'autres fois, de donner cinq grains de camphre toutes les quatre heures, faiſant boire abondamment pardeſſus du petit lait acidulé avec le vinaigre. Sur dix malades, il y en a eu conſtamment huit qui ont été parfaitement guéris par cette méthode.

Mais ſi le lendemain matin, il ſe trouve

ve que le mal de tête n'ait pas entièrement ceffé, ou fi l'on a toujours la fiévre à craindre, il eft pour lors quelque chofe encore à faire dont je parlerai après avoir obfervé auparavant, qu'il ne faut jamais oublier, lorfqu'il s'agit d'infection, que les fecours les plus prochains & les plus puiffans doivent être mis en ufage le plutôt poffible ; car dans les premières heures de cette fiévre, & même encore dans les premiers jours fuivans, on doit moins compter fur les efforts de la nature, que dans aucune autre occafion pareille.

Je ne penfe pas que dans cette période de la maladie, on doive avoir la moindre confiance dans les *Alexipharmaques* ou dans les fudorifiques, non plus que dans les antidotes fi vantés tels que le *Mithridate*, la *Thériaque* & autres compofitions femblables. Ces remèdes ne doivent jamais être employés, felon moi, dans le cas d'un danger imminent, qu'au préalable

H

on n'ait procuré des évacuations convenables.

Mais poursuivons notre sujet. Si,
comme il a été remarqué ci-devant, les
symptômes de la fièvre persistent encore
après l'administration de l'émétique, des
lavemens &c., ou bien si on a négligé
ou trop différé de donner l'émétique,
ou que le malade ait été traité inconsidérément par les sudorifiques ou par les
saignées dans un temps où l'infection
étoit bien déclarée, pour lors il faut
promptement recourir aux vésicatoires
qui doivent être appliqués entre les
épaules si la tête ou les membres sont
affectés, ou sur la poitrine si les douleurs occupent cette partie du corps.

Je ne connois pas de meilleur signe
pour être assuré, dans le traitement d'une
maladie, que c'est une fièvre contagieuse qui prédomine, que le phénomène
qu'offre l'observation suivante que j'ai ré-
pétée sur une vingtaine de malades à qui
cette maladie avoit été communiquée par

infection. On appliqua dans la nuit à ces infectés des véſicatoires ; le lendemain matin, ſeize d'entr'eux ſe trouvèrent abſolument ſans chaleur fébrile, ſans mal de tête, ſans aucune ſouffrance & ſans fiévre : du reſte, ce que nous diſons ici ne doit s'entendre que des cas où le foyer de l'infection, n'eſt pas auſſi conſidérable qu'il l'a été ſur le vaiſſeau la *Guirlande*, dont il a été queſtion dans mon premier Mémoire, ou dans d'autres cas de contagions auſſi violentes. C'eſt encore ainſi, qu'on ne peut aſſurer qu'il réſulte conſtamment des effets auſſi heureux de cette pratique, toutes les fois que le malade continue de reſter dans le lieu infecté de la contagion, ou dans la ſphère d'activité de ce venin (*a*).

(*a*) Conformément aux règlemens de cet Hôpital, tous les fiévreux, quelle que fût l'eſpéce de leur maladie, étoient ſéparés des autres malades. Ils étoient tenus avec la plus grande propreté ; on les changeoit ſouvent de linge, & même juſqu'à deux fois par jour de draps de lit, lorſque cela étoit néceſſaire. Il n'y avoit que les perſonnes qui euſſent quelque emploi auprès des malades, à qui il fût permis d'entrer dans les

J'ignore pareillement jusqu'à quel point on pourroit compter sur l'efficacité de ces moyens, pour l'expulsion du virus variolique, en les employant aussi-tôt que ce virus a pénétré dans le corps, ou pour combattre le venin de quelqu'autre espèce de fiévre contagieuse qui ne s'est pas présentée dans le cours de ma pratique; mais je puis hardiment avancer ici, que de toutes les méthodes re-

---

salles, & on avoit coutume de parfumer, tous les soirs, ces dernières avec de la poudre à canon. S'il se rencontroit quelque malade attaqué de cours de ventre, ou de quelqu'autre maladie capable de se communiquer ou de nuire autrement à ceux qui étoient couchés dans les lits voisins, on avoit soin de le placer dans un endroit de la salle le plus écarté qu'il étoit possible des autres malades. On ouvroit le haut de la fenêtre qui se trouvoit près de la place qu'il occupoit, & on parfumoit son lit en mettant à brûler de la cascarille dans une bassinoire dont l'usage étoit interdit pour tous les autres malades; (12) précaution qu'on étendoit à divers autres ustensiles qui avoient pu servir à ce même malade en particulier (12).

Lorsque le flux de ventre étoit la maladie dominante, on ouvroit une salle exprès pour les malades qui s'en trouvoient attaqués. Il y avoit aussi dans l'Hôpital, des salles & des gardes particulières pour ceux qui avoient ou la petite vérole ou la rougeole; & en outre les linges au service des malades de ces dernières salles, étoient lavés à part. Si-tôt qu'un malade étoit guéri du cours de ventre ou de la fiévre, on le faisoit passer dans des salles destinées aux convalescens de cette classe.

commandées par les auteurs dont j'ai lu les ouvrages sur cette matière, ou de toutes celles que j'ai été à portée d'essayer par moi-même, nulle ne m'a si bien réussi contre les contagions les plus malignes que j'ai eu occasion d'observer, que celle qui vient d'être exposée. J'en ai également obtenu le plus grand succès dans le traitement des rechûtes ; objet sur lequel j'ai été souvent dans le cas de faire des expériences très-intéressantes. J'ai eu également lieu de m'en louer dans le traitement des garde-malades & autres domestiques de l'Hôpital.

Plusieurs matelots de la *Guirlande* & des autres vaisseaux infectés, avoient été saignés avant d'entrer à l'Hôpital ; opération qui se trouve toujours dangereuse, plus ou moins, en raison de la malignité de l'épidémie. Les fiévres qui sont notablement malignes contr'indiquent la saignée ; & quoique cette évacuation ne soit pas aussi dangereuse, qu'au contraire même elle soit nécessaire, dans ces

cas de légère infection où le malade se
plaint de quelque douleur fixe avec un
pouls plein & dur, il est néanmoins à remarquer qu'après la saignée, on a moins
(13) à espérer des bons effets du vomitif (13).

Je ne puis m'empêcher de remarquer
en outre, qu'on s'est beaucoup récrié
contre le fréquent usage des véficatoires,
& contre leur prompte application dans
les fiévres. J'avoue que je leur ai vu produire de mauvais effets dans les fiévres
vraiment inflammatoires, & dans quelques autres cas ; mais ce que j'ai souvent remarqué avec étonnement, & ce
qui n'a pas moins surpris les personnes
qui me suivoient en pratique, c'est qu'il
étoit rare de rencontrer, dans ces fiévres
des vaisseaux, un pouls qui contr'indiquât l'application des véficatoires. La
théorie que plusieurs Médecins Méchaniciens ont avancée dans leurs écrits sur
l'effet de ces topiques, & d'après laquelle
ils les ont considérés comme stimulans
& augmentant la fiévre, ne sauroit

être appliquée à la plupart des fiévres dont nous parlons, dans lesquelles les malades, pour me servir de la manière ordinaire de s'exprimer de nos gardes, éprouvent en général, de l'opération de ces remèdes, une espèce de rafraîchissement.

Lorsqu'on est parvenu, à l'aide des moyens qui viennent d'être indiqués, à éloigner l'infection, pour lors & après avoir laissé passer vingt-quatre ou trente-six heures, à compter du moment de l'opération des vésicatoires, il faut évacuer modérément une seconde fois les premières voies, avec la rhubarbe mêlée à une petite quantité de tartre vitriolé.

Ces préceptes méritent d'autant plus d'attention, qu'ils ne sont pas déduits de quelques faits isolés, ou de quelque espèce particulière de fiévre qui pourroit faire exception aux règles générales de la pratique (a) ; mais ils sont le résultat

______

(o) J'ai souvent pensé en moi-même, que la publication d'un ou de deux faits particuliers & extraordi-

d'une obſervation ſuivie ſur quelques milliers de perſonnes attaquées de diverſes

naires, étoit une choſe plutôt nuiſible qu'utile. Et en
effet, lorſqu'on vient à nous vanter ou les vertus d'un
remède, ou une méthode dont l'uſage eſt recommandé
comme très-ſalutaire, un ou deux eſſais ne paroiſſent
pas ſuffiſans pour nous convaincre que la nature & le
tempérament du ſujet n'ont pas pu effectuer à eux ſeuls
la guériſon, ſans que le remède y ait contribué en rien:
il en eſt de même d'une obſervation qu'on aura publiée
dans le deſſein de faire connoître les mauvais effets
d'un remède particulier, ou d'une pratique établie qui
peut s'être trouvée évidemment pernicieuſe dans la
circonſtance particulière où on l'aura employée: on
n'en ſauroit condamner cette pratique ou ce remède.
Mais que conclure de ces faits? Cette ſeule vérité in-
conteſtable, qu'il n'eſt point de règle en Médecine qui
n'ait des bornes, & qu'il n'y a dans cette ſcience ni remède ni méthode qui ſoit univerſellement infaillible; &
on peut en aſſigner au moins une raiſon qui eſt celle de l'I-
dioſyncraſie ou de la conſtitution particulière de chaque
individu, à laquelle non-ſeulement la manière d'agir des
médicamens, mais encore les effets des alimens ſont ſu-
bordonnés. De là vient la différence d'action ſur les différens ſujets, de la part du mercure, du quinquina, de
l'opium & de tous les autres remèdes. Chez les uns la
rhubarbe produira des tranchées violentes, & ſur d'autres
une petite doſe de manne fera l'effet d'un émétique. La
ſimple odeur d'une fleur & la ſaveur de quelqu'autre
ſubſtance très-innocente par elle-même, affectent d'une
manière ſurprenante certaines conſtitutions. C'eſt encore
ainſi qu'on voit quelquefois des perſonnes qui, après
avoir mangé du fromage, des oignons & des coquil-
lages, ſont tourmentées de nauſées, de vomiſſemens
& de divers autres ſymptômes, comme ſi elles euſſent
avalé du poiſon. Mais pourquoi chercher à multiplier les
preuves ſur des faits auſſi généralement connus? La
vraie concluſion qu'on peut donc tirer de tout-ceci, c'eſt
qu'il ne faut pas rejeter de la pratique les médicamens

maladies contagieuses, dont la mémoire est encore toute récente dans cet Hôpital.

Mais comme on ne peut mieux démontrer l'efficacité d'une méthode que par ses succès, je vais, dans cette vue, donner ici l'histoire de la mortalité qui régna parmi les garde-malades, les infirmiers & les autres employés de cet Hôpital, (en faisant abstraction des autres malades) depuis le mois de Juin 1758, jusqu'au mois de Janvier 1760.

Nous ne perdîmes, dans les six premiers mois, qu'une garde dont la maladie ne m'offrit aucune remarque particulière à faire. En 1759, il nous mourut deux infirmiers & deux gardes. Quant aux deux premiers, j'ignore de quelle

---

& les méthodes approuvées, parce que dans quelques cas qui sont en petit nombre, leur usage n'aura pas été suivi d'heureux effets. C'est à tort que dans ces rencontres on a calomnié le reméde, tandis qu'on auroit dû accuser le tempérament ou l'*Idiosyncrasie* du malade, qu'un Médecin prudent doit étudier avec soin, comme il doit s'appliquer à connoître parfaitement la matière médicale, afin de pouvoir prendre un parti décisif d'après ces deux genres de notions bien réfléchies.

manière ils furent traités dans le principe ; l'un d'eux s'étoit transporté chez-lui
dès qu'il s'étoit senti malade, & y mourut de la fiévre, & je ne commençai à
voir l'autre, que le onzième jour de sa
maladie. Il étoit déjà couvert de taches
jusqu'au bout des doigts ; c'étoit au surplus un homme qui avoit mené une vie
fort irrégulière, un débauché. A l'égard
des deux gardes, l'une étoit une vieille
femme qui mourut de décrépitude, sans
qu'on pût raisonnablement soupçonner
chez-elle d'autre cause de mort ; & la
seconde éprouva le même sort pour avoir
contracté une maladie contagieuse, par
un événement dont voici les détails.

Dans le mois d'Avril, trois mois après
que la fiévre jaune eut entièrement cessé
dans l'Hôpital, deux garde-malades qui
logeoient dans la même chambre se
trouvèrent attaquées de cette maladie,
& toutes deux en devinrent jaunes. L'une
en mourut, l'autre en guérit. Après une
exacte recherche, on parvint à découvrir

que ces femmes avoient recélé quelques chemises & autres hardes appartenantes aux mariniers infectés qui revenoient de l'*Amérique Septentrionale*. On retira ces hardes de dessous les lits de ces gardes où elles étoient cachées, & on eut soin de les brûler (*a*).

Ainsi dans l'espace de dix-huit mois, sur plus de cent personnes qui avoient été singulièrement occupées, & dont même quelques-unes n'avoient pas cessé de l'être pendant tout ce temps, de divers emplois auprès des malades, il n'y en a eu que cinq (*b*) qui soient mortes. Une mortalité si peu considérable dans ce nombre d'employés & parmi les au-

(*a*) Il s'est présenté un cas semblable sur trois garde-malades de la salle des blessés, lesquelles ont été attaquées l'une après l'autre de maladies contagieuses, pour avoir couché toutes deux dans un lit infecté. L'une de ces femmes chez qui on ne soupçonnoit aucune infection, a eu une fièvre *pétéchiale* de très-mauvais caractère qui a duré près de vingt jours. A l'égard des deux autres, elles ont été promptement rétablies.

(*b*) Il y eut une autre garde qui tomba malade en 1759, mais qui n'est morte que dans le mois de Janvier suivant. On a douté pendant quelque-temps, si sa maladie étoit réellement le produit de l'infection.

tres perfonnes logées dans ce vaſte Hôpital, doit paroître une circonſtance
extraordinaire ſi on la compare à la
mortalité qui régna dans les autres Hôpitaux, ſur les vaiſſeaux & en d'autres
endroits, & elle ne peut être attribuée
qu'aux deux cauſes ſuivantes.

La première, c'eſt l'enlevement
prompt & la *déſinfection* qui ſuivoit
immédiatement, des hardes, couver-
tures, &c., de chaque malade, au moment de ſon entrée dans l'Hôpital. On
ne permettoit pas qu'il s'introduiſît dans
les ſalles, le moindre article (le moindre chiffon) de l'habillement d'un fiévreux ; on n'en gardoit même rien dans
l'Hôpital. Lorſqu'on recevoit un malade, on le déshabilloit en le faiſant tenir debout devant un grand feu, & on
tranſportoit toutes ſes hardes dans une
maiſon voiſine deſtinée à les parfumer
& à détruire les miaſmes contagieux
dont-elles pouvoient être infectées.

La ſeconde, c'eſt l'emploi conſtant &

prompt des remèdes appropriés qui ont déjà été prescrits. Nous avons actuellement dans cet Hôpital, des garde-malades qui ont été infectées jusqu'à cinq, six & même sept reprises, & qui ont été traitées autant de fois avec succès. J'en ai eu souvent deux ou trois à la fois de malades dans la même semaine.

Je suis très-porté à croire qu'une infection, de quelque source impure qu'elle émane, se déclare d'abord par l'affection de l'estomac & des intestins. Il est rare qu'il se rencontre un cas de ce genre, dans lequel la maladie ne commence pas par des frissons auxquels se joignent, pour l'ordinaire, de légères nausées & souvent aussi des vomissemens. Cet état d'angoisse dure aux uns plus, aux autres moins ; après quoi il arrive souvent, qu'une violente douleur se fait sentir dans quelque partie du corps.

J'ai eu occasion de traiter trois malades dans la même salle, tous trois sortans du même vaisseau, lesquels se trouvoient , au moment de ma visite , dans l'état de *Rigor* ou dans les frissons. Le premier avoit mal à la tête , le second se plaignoit de la poitrine , & le troisième ressentoit aux jambes des douleurs pareilles à celles qu'on en éprouve dans un violent rhumatisme.

Je pense que l'entière & prompte évacuation du canal intestinal , soit au moyen de l'émétique , soit au moyen d'un lavement , ou même encore peut être un cours de ventre léger & déterminé par les seuls mouvemens de la nature , est capable d'en enlever le venin morbifique ; au lieu qu'une diarrhée considérable est un indice que le mal est fixé , & en quelque sorte concentré dans ce canal d'où néanmoins on parvient toujours à le chasser avec succès , par un émétique donné sur le champ. Que si l'émétique ne réussit pas , un vésicatoire appliqué sans délai sur le dos , arrête quelquefois ce cours de ventre aussi efficacement qu'il dissipe d'autres fois le mal de tête , la douleur des membres, ou celle de la poitrine (14).   (14)

Je n'ai jamais réfléchi fur cet objet, fans faire des vœux pour qu'on effayât les effets de la méthode dont il eft ici queftion, contre les fiévres occafionées par les exhalaifons nuifibles de la terre, & par l'altération pernicieufe de l'air, dans les pays mal-fains & maréca-geux (15).   (15)

En *Angleterre* tout comme en d'au-tres endroits de l'Europe, felon la tem-pérature de la faifon & les différentes qualités pernicieufes du fol, les mala-dies régnantes font ou des fiévres inter-mittentes ordinaires, ou des cours de ventre, ou des maladies fiévreufes qui, de même que les cours de ventre, font pour la plupart de mauvais caractère & tournent à la malignité. Il fe trouve d'ailleurs fur ce globe, plufieurs régions éloignées & mal-faines où les étrangers font affurés d'effuyer, en abordant, des maladies qui fouvent leur font funeftes.

Je me suis laissé dire qu'au *Sénégal*, sur les rivières de *Gambie* & de *Saint-Domingue*, sur la côte de *Guinée* & les bords de la rivière de *Carpenter*, comme aussi près de la côte de *Mosquito* aux *Indes Occidentales*, & dans plusieurs autres contrées, presque tous les étrangers Européens perdent en arrivant leur couleur & leur appétit, qu'ils deviennent jaunes & se plaignent de beaucoup de mal-aise ou d'indigestions ; mais on ajoute en même-temps, qu'on a expérimenté que des vomitifs doux sont très-convenables aux tempéramens & aux maladies de ces climats.

La fiévre dont les Européens transplantés dans ces pays, ne tardent pas à être attaqués, commence quelquefois par le délire, le plus souvent par le vomissement. La saignée ne sauroit être admise dans ce cas ; mais les vésicatoires, le camphre & le quinquina, sont les remèdes appropriés contre cette fiévre (16), comme ils le sont éminemment contre les fiévres

fiévres contagieuses. Si après l'application des vésicatoires, le malade ne va pas mieux, & qu'il y ait délire avec un pouls petit ou concentré, pour lors on a vu quelques Praticiens donner empiriquement, de cinq à dix grains de calomel mêlé avec le camphre; remède auquel on attribue la vertu de calmer le délire (a). Au surplus, je n'aurois eu garde de faire mention de cette circonstance, (car c'est une pratique que je n'oserois recommander) si je n'eusse été informé par des relations sûres & authentiques qui m'ont été envoyées en dernier lieu,

____

(a) Le Docteur *Whyt*, Professeur en Médecine, me pria, un jour, d'essayer dans les fievres accompagnées de délire, d'insomnies, de tremblemens, de convulsions & de grandes agitations dans le système nerveux, avec un pouls concentré, ou du moins non-plein (*not-full*), que je pouvois avoir occasion de traiter à l'Hôpital de *Haslar*, d'essayer, dis-je, les fomentations d'eau chaude mêlée simplement avec un peu de vinaigre, sur les jambes & sur les pieds, au moyen de flanelles trempées dans cette eau, & dont l'application seroit renouvelée de cinq en cinq ou de dix en dix minutes. J'ai depuis mis fréquemment cette méthode en pratique ; & lorsque ces fomentations ont été continuées pendant quelque temps, le malade en a pour l'ordinaire ressenti quelque soulagement, & en a même été provoqué au sommeil (17).

I   (17)

des *Indes Orientales*, qu'on y a obſervé
les plus heureux effets du mercure dans
l'*Hepatitis*, ayant la précaution de ne
donner ce remède, qu'après que les ſymptômes de l'inflammation étoient calmés
par la ſaignée & par l'uſage des ſels neutres, & que pluſieurs ſoldats de nos troupes doivent leur conſervation au *mercure
alcaliſé* dont on leur fit prendre hardiment de fortes doſes, dans cette partie
(18) du monde (18).

Il ſeroit réellement à deſirer que tous
ceux qui ſe deſtinent à la pratique de la
médecine, avec le louable deſſein d'être
utiles à l'humanité, luſſent d'un bout à
l'autre les obſervations qui ont été faites
ſur les fiévres des différens pays, les tra-
ditions anciennes ou les anciens mémoires qui exiſtent ſur ces maladies, &
pluſieurs excellens traités qu'on a publiés
de nos jours ſur cette matière ; car c'eſt
à la publication de ces ouvrages, que
ſont dus entièrement les progrès de l'art
de guérir, malgré le mépris qu'affec-

tent à cet égard les ignorans , l'envie
des perſonnes mal - veillantes , & les
critiques auxquelles les Auteurs ſont ex-
poſés.

En effet , nous ne ſaurions acquérir
des connoiſſances en médecine , que d'a-
près une ſuite d'obſervations , à laquelle
nous pouvons ajouter notre propre expérience , & celle tant des Médecins qui
nous ont précédé , que de ceux qui pra-
tiquent aujourd'hui dans différens climats , ayant ſoin de bien diſtinguer les
vérités expérimentales , de tout ce qui
n'eſt qu'hypothèſe. A l'aide de ces notions
ſur les découvertes où les progrès qui
auront été faits de ſiècle en ſiècle & dans
les divers pays , d'après une obſervation
réfléchie de la nature & des maladies ,
l'eſprit ſe nourrira des vérités expérimentales & des faits obſervés ; & un Médecin formé ſur de tels principes , ſera en
état de ſaiſir avec ſagacité & avec avantage , les opérations de la nature & les
phénomènes des maladies , ſoit dans les

différentes formes sous lesquelles ces dernières peuvent se montrer, soit dans ce
qu'elles peuvent éprouver de l'influence
des climats, de celle des tempéramens,
& de l'opération des remèdes.

Un traité bien réfléchi sur les divers
écrits qui ont paru sur les fiévres, & dans
lequel on observeroit l'ordre chronolo-
gique, seroit un Livre excellent. On
pourroit, dans un seul volume, avoir
une collection précieuse de connoissances
utiles, & cet ouvrage dégagé entièrement de conjectures, ne présenteroit
que des vérités toutes nues, confir-
mées par l'observation & par les faits.
Nous pourrions également y voir d'un
coup d'œil, jusqu'à quel point nos connoissances se sont perfectionnées, &
qu'elles sont, en fait de traitement
des fiévres, les méthodes qui ont le
mieux réussi jusqu'à aujourd'hui, à compter même depuis le temps d'*Hippocrate*.
Ce traité ne contiendroit qu'un abregé des
ouvrages de deux cens Auteurs tout au

plus, dont les observations mériteroient
d'y trouver place; & malgré le contraste
frappant qu'on appercevroit dans la manière de penser & de raisonner de ces
Auteurs, il se rencontreroit une plus grande conformité qu'on ne l'imagine peut-
être, dans les faits rapportés par chacun d'eux. On seroit en même-temps
par-là, à portée de juger plus sainement
de la convenance des dénominations particulières données aux différentes fiévres
par les anciens Auteurs, & de mieux apprécier les raisons pour lesquelles il s'est
fait, presque à chaque siècle, un changement dans ces dénominations. Enfin,
on seroit en état de mieux reconnoître si
ces fiévres se trouvent différer entr'elles
essentiellement, en raison de la différence
des climats, & si pareillement leur caractère propre éprouve quelque altération des révolutions du temps. Les con-
clusions tirées des faits à demi observés
& les expériences imparfaites, y seroient
distinguées des vérités générales & bien

établies, & on y verroit, dans tout leur
jour, les influences d'un système favori
ou d'une imagination préoccupée ; influences, du reste, dont on peut s'appercevoir dans les écrits de plusieurs de ces
Auteurs, sans en excepter même les ouvrages de nos meilleurs guides, tels que
Sydenham & *Morton.*

Manget & *Bonnet* ont grossi considérablement leurs collections, de beaucoup d'hypothèses qu'ils auroient fort bien
pu se dispenser de transcrire. *Daniel Le-
clerc* (*Histoire de la Médecine*) nous a
donné un travail fini, sur tout ce que les
anciens Médecins ont su, enseigné &
pratiqué. Si le savant *Freind* eût traité
avec la même étendue ce qui restoit de
ce plan, son Histoire de la Médecine n'en
auroit été que plus estimable.

Il est d'autant plus nécessaire aux Médecins de s'instruire des maladies des pays
étrangers, qu'on peut avoir occasion de
les observer dans la *Grande-Bretagne.*
Ainsi, par exemple, j'ai vu en mon

particulier en Angleterre , le vomiſſement noir (d'atrabile) ſur un Nègre né
à *Mexico*. J'ai encore vu dans ce pays-
ci, des Amériquains attaqués de cette colique que nous appellons vulgairement
dry Belly-ach (19) (colique ſèche). En (19)
dernier lieu même , j'ai connu une Dame
de diſtinction qui , depuis deux ans , ſe
plaignoit d'un mal à la bouche , accompagné d'une diarrhée périodique. Elle
avoit conſulté, dans cet eſpace de temps ,
les premiers Médecins de Londres & des
environs , parmi leſquels les uns prenoient
cette maladie pour le ſcorbut , les autres pour un ſimple relàchement des inteſtins. Enfin , après s'être tranſportée
ſucceſſivement à *Tunbridge* , *à Briſtol* ,
& dans d'autres Villes où elle avoit été à
portée des meilleurs conſeils , cette Dame
mourut d'un *Aphtoides chronica* , maladie peu connue en Angleterre , mais En-
démique à l'Iſle de *Barbade* où la malade étoit née (20).   (20)
Mais il eſt temps de revenir de cette

digreſſion. Les fiévres étant de toutes les
maladies celle qui eſt la plus meurtrière,
il ſeroit à deſirer qu'on pût découvrir
pour les continues, un ſpécifique tel que
nous l'avons dans le quinquina pour les
intermittentes. Peut-être faut-il chercher
ce remède parmi les antimoniaux ; mais
quand bien même on parviendroit à le
trouver, il y aura toujours des fiévres
dont la guériſon dépendra néceſſairement, comme elle en dépend aujour-
d'hui, des évacuations excitées à propos
ſoit par le moyen de la ſaignée & des
véſicatoires, ſoit par l'emploi des émétiques & des purgatifs, &c. ; remèdes qui
tous en général comme en particulier,
peuvent nuire, étant adminiſtrés par des
mains inhabiles ou à contre-temps, tandis qu'appliqués avec une ſage circonſpec-
tion, ils peuvent, à la faveur des évacuations qu'ils procurent, devenir les ſecours les plus aſſurés que l'on connoiſſe
juſqu'à préſent contre ces funeſtes maladies.

J'ai dans plusieurs centaines de cas de fiévres, essayé de diverses préparations antimoniales, & je suis convaincu qu'il existe dans quelques-unes de ces derniè-res, une puissante vertu fébrifuge, lors même que leur action se réduit à celle d'*altérant*. Il y a cependant plusieurs de ces préparations qui sont absolument privées d'une pareille vertu ; quelques-unes qui la possèdent à un degré mé-diocre, comme le vin antimonié, & d'autres qui en sont douées à un degré plus éminent, comme le tartre émé-tique.

On pourroit donner les antimoniaux à petites doses, fréquemment répétées. J'ajoute souvent quatre ou cinq grains de camphre à chaque dose, & d'autres fois une pareille quantité de nitre ; mais si l'on espèroit beaucoup de l'emploi de ce dernier sel, on pourroit le donner dans un lavement tout aussi bien qu'on le donne par la bouche. Quand l'anti-moine devient purgatif ou excite autre-

ment quelque trouble dans la machine,
on peut l'incorporer dans des bols foit de
Confection cordiale, foit d'*Électuaire de
fcordium* foit encore de celui de *Philo-*
(21) *nium londinenfe* (21), & dans les cas de
grande foibleffe, y ajouter cinq grains de
fel de corne de cerf. La *Contrayerva* &
la Serpentaire de Virginie ont été fort re-
nommées par leurs qualités alexiphar-
(22) maques (22) : ces deux racines font
propres à être réduites en poudre : on
met à infufer deux drachmes de chacune
pendant quatre ou cinq heures, dans
une pinte d'eau bouillante ; on paffe enfuite cette infufion, & après qu'elle a
été clarifiée par le repos, on en donne
deux onces toutes les quatre ou fix heures. Ce remède eft très-approprié contre
les fièvres lentes ; on peut y ajouter,
dans l'occafion, du vinaigre camphré ou
diftillé, & quelquefois du vin du Rhin,
au jugement de la perfonne qui l'ordon-
ne, & d'après l'état du pouls.

J'ai obfervé, dans une note précé-

dente (*a*), que les remèdes agiſſent dif-
féremment ſur les différens ſujets, & ont
toujours un effet relatif ou ſubordonné
au tempérament. Je dois encore ajouter à ce ſujet, que notre corps eſt doué,
dans ſa ſtructure, d'une faculté vraiment admirable qui fait que quelques
éſpèces de poiſons, perdent de leur virulence & de leur qualité pernicieuſe par
un uſage long-temps continué, de la
même manière que pluſieurs bons remèdes perdent de leur mauvais goût, de
leur activité ou de leur vertu, une fois
que le corps s'y trouve habitué. C'eſt ce
qui a lieu en effet lorſque ces remèdes
paſſent dans l'eſtomac, ſans y faire aucune impreſſion, ſans y occaſioner aucun mal-aiſe, ou que leur uſage journa-
lier ne produit pas le dégoût. Ainſi, par
exemple, ſi une perſonne vient à prendre autant de jalap qu'il en faut pour pur-
ger, & qu'elle réitère chaque jour la

____

(*a*) Voyez ci-devant aux pages 119 & 120.

même dose, elle éprouvera probablement, plutôt ou plus tard, que le remède
aura beaucoup perdu de sa vertu purgative, par l'habitude ou par la continuité
de l'usage. La crême de tartre opère
chez quelques personnes, des effets singu-
liers ; d'abord elle est laxative & produit
constamment le même effet pendant
quelques jours, lorsqu'on en continue
l'usage ; elle agit ensuite comme astringent, jusqu'à ce qu'enfin elle redevient
purgative par une augmentation de dose.
Nous sommes très-assurés en médecine
que quelques-uns de nos meilleurs remèdes, entr'autres l'antimoine, l'opium
& le quinquina, perdent également de
leur vertu par le fréquent usage.

Lors donc que dans les maladies
aigues on est dans le cas de faire continuer un remède d'une efficacité reconnue,
on doit en augmenter par degrés les
doses, prenant bien garde que cela n'aille
jamais au point de trop fatiguer ou d'ir-
riter l'estomac ou les entrailles ; & dans

les maladies de longue durée, il faut de même après un certain temps, substituer prudemment des remèdes qui surprennent en quelque sorte la constitution du malade, à ceux qui lui ont été prescrits jusques-là (23).

(23)

En outre, tout fiévreux, soit dans les Hôpitaux, soit dans les maisons des particuliers, doit être séparé des autres malades. On doit en même-temps lui sauver les visites importunes d'amis trop zélés, & l'éloigner du tumulte & du bruit. Ces dernières précautions méritent d'être observées, principalement dans la vue de procurer au malade cette tranquillité d'ame & ces douceurs de l'espérance qui, avec les effets méchaniques & salutaires des remèdes, doivent concourir à son rétablissement. Je puis certifier en mon particulier, que j'ai connu des malades à qui on a porté, à proprement parler, le coup de la mort, en leur apprenant inconsidérément & sans ménagement, celle d'un ami ou bien d'une ou de plusieurs autres personnes qui avoient la maladie dont ils s'imaginoient être attaqués eux-mêmes.

Ceux qui négligent la médecine de l'esprit, ou qui ne font pas assez d'attention aux passions de l'ame dans le traitement des maladies, omettent un des auxiliaires qui peuvent le plus influer sur le soulagement des malades ; car de même qu'on tâcheroit vainement avec les meilleurs alimens, de faire tourner la nourriture à profit chez une personne accablée par le chagrin ou par la crainte, de même aussi l'on ne doit pas s'attendre à voir les remèdes les plus appropriés, produire leurs effets salutaires chez un malade qui se trouve affligé de ces passions tristes.

Mais comme dans ces Mémoires, nous avons souvent parlé de *Pétéchies*, il est peut-être à propos de décrire ici l'espèce d'éruption cutanée qu'on connoît sous ce nom. J'ai rarement observé, dans des fiévres, autres que la petite vérole, ces

taches noires & pourprées, ou les pétéchies qui se font remarquer dans la période mortelle de cette dernière maladie,
lorsqu'elle est maligne; quoique pourtant
dans les cas de fiévres de mauvais caractère, j'ai remarqué des taches circulaires
& comme des échimoses d'une surface
unie, qui occupoient les interstices d'une
petite éruption milliaire; mais le plus
souvent, les pétéchies que j'ai vu ont été
d'un rouge pâle, ressemblantes à une ef-
florescence, lesquelles paroissoient quelquefois, à la simple vue, élevées au-dessus
du niveau de la peau, mais qui se trouvoient pour l'ordinaire d'une surface unie
au toucher. Souvent encore ces taches
se montroient d'une forme irrégulière sur
le dos, à la région des reins, aux cuisses,
& elles étoient quelquefois si nom-
breuses que la peau en paroissoit toute
rayée. Sur quelques malades qui nous
vinrent de la *Guirlande* (vaisseau dont
il a été souvent question) les pétéchies
se firent remarquer pendant cinq ou six

jours, sans jamais disparoître de tout ce temps. Mais en général leur apparition n'est pas d'une durée aussi constante, & souvent on ne les apperçoit qu'en y apportant la plus grande attention ; ce qui vient de ce qu'elles disparoissent avec la plus grande facilité, & de ce que d'autres fois elles ne se montrent que très-foiblement sous la peau.

On croit assez généralement que les anciens n'ont pas connu ces sortes d'éruptions dans les fiévres malignes, mais *Hippocrate* en décrit de semblables, & *Aëtius* dit en termes exprès, qu'il paroît sur la peau, dans les fiévres malignes, des taches lisses & polies, semblables à des morsures de puce.

Quelques Auteurs se fondant sur la supposition qu'il existe une grande dissolution du sang dans les fiévres *Pétéchiales*, & sur cet autre préjugé que les vésicatoires augmentent cette altération du sang, ont proscrit l'application de ces potiques du traitement des fiévres de ce genre

genre, mais l'expérience de nos plus grands Praticiens dément abfolument ces opinions qui font de pure théorie (*a*).

Il convient de rappeller ici que la malignité, dans une fiévre qui n'eft pas ordinaire, ne fauroit être caractérifée par les taches feules ; à moins que femblables à celles que nous venons de décrire, ces taches ne foient le plus fouvent accompagnées d'un pouls petit & enfoncé, que le malade ne foit dans le *Coma* ou dans le délire, ou dans l'un & l'autre tout enfemble, & qu'il n'aie en même-temps la face bouffie ou colorée d'un rouge pâle.

J'ai été rarement dans le cas de pouvoir affeoir un pronoftic fur la maladie,

______

(*a*) *Riviere*, page 541, traitant des fiévres *pétéchiales* & peftilentielles, dit dans ce même chapitre... *ubi maxima eft malignitas, unicum veficatorium non fufficit, fed plura admovenda funt. Soleo ego in magnâ morbi fævitiâ, quinque locis admovere, cervici nimirùm, utrique brachio parte interiori inter cubitum & humerum, & utrique femori parte etiam inferiori inter inguina & genua cum felici fucceffu.* Et *Etmuller*, traitant de la même efpèce de fiévres, dit encore... *fi ulla eft febris in quâ conveniunt veficatoria, eft imprimis febris petechiális*, page 365.

K

d'après ces taches, attendu leur extrême variabilité dans la forme, la couleur & l'étendue. Il arrivoit très-souvent qu'une personne qui entroit à l'Hôpital, se trouvoit à son arrivée, couverte de nombre de taches lisses, noires & pourprées, principalement au dos & aux reins ; mais après que le malade s'étoit reposé quelque temps au lit de ses fatigues, ces taches se distinguoient quelquefois à peine, d'autres fois elles se trouvoient rouges, sensibles au tact & tomboient en écailles ; elles étoient en même-temps d'une nature si variable, que j'ai remarqué qu'un verre de vin donné au malade, ou quelque changement subit dans les passions de l'ame, les faisoit changer de couleur, quelquefois même les effaçoit au point qu'il n'en restoit d'autre trace qu'une inégalité ou aspérité sur la peau. Mais ceci nous conduit naturellement à dire quelque chose touchant le pronostic dans les fiévres.

Je pense que l'expérience jointe à une

ſagacité naturelle , peut ſeule illuſtrer un
Médecin ; c'eſt ainſi que pluſieurs ſe ſont
rendu célèbres par leur talent de pro-
noſtiquer dans les fiévres. Il n'eſt en effet
aucun ſymptôme fébrile d'une durée
aſſez conſtante , ou d'une uniformité
aſſez régulière dans ſa marche , pour
qu'on puiſſe ſur lui ſeul aſſeoir un juſte
pronoſtic. Le pouls qui mérite à juſte
titre une ſi grande confiance , n'indique
quelquefois dans les fiévres qu'un danger
médiocre , tandis néanmoins que le malade ſe trouve dans un état voiſin de la
mort. Les Médecins le trouvent quelquefois différent en le tâtant en divers endroits, & ſouvent encore après l'intervalle d'une heure ou de deux, il n'eſt plus
le même ſur la même artère.

Si on veut donc porter un juſte pronoſtic , Il faut le tirer d'un examen général ou de l'enſemble de toutes les circonſtances & de tous les ſymptômes de
la maladie ; mettant dans la balance ce
qu'on peut appercevoir de certain &

d'incertain dans chacun d'eux. Ainsi la face du malade, particulièrement ses yeux, son attitude dans le lit, la manière dont il respire, parle, mange, boit, avale, l'état de son pouls, de la langue, des urines & des autres excrétions, tout cela, comparé avec les autres notions que fournit une recherche exacte de ce qui a précédé, frappe l'esprit d'un Praticien habile & expérimenté, d'un sentiment vif qui ne peut se transmettre, & lui offre l'idée ou du danger que court le malade, ou de la sécurité dans laquelle on peut être sûr son compte ; ce qui est dans ce Médecin, le fruit d'une habitude naturelle & acquise qu'il a de juger de pareils objets.

Je n'ai jamais vu à l'Hôpital de *Haslar* des fiévres d'une malignité à produire des bubons aux aines (*a*), des pustules

______

(*a*) Au commencement de cette année, j'eus occasion de voir à *Winchester* plusieurs prisonniers Français attaqués d'une fiévre d'un très-mauvais caractère, avec des bubons aux aines & aux aisselles, & autres symptômes pestilentiels. Ces malades étoient confiez aux soins du Docteur *Welsh* habile Médecin de cette Ville.

livides, ou des gangrènes ; mais j'ai obfervé, quoique rarement, dans des maladies contagieufes très-violentes, un gon-
flement des glandes parotides, qui, fur
la plupart des malades, n'étoit accompagné d'aucun mouvement de fiévre. Néanmoins, les perfonnes attaquées de cette
maladie en mouroient pour l'ordinaire.
Les aphtes étoient auffi des fymptômes
rares. Je regardois comme les fignes ou
les fymptômes les plus fâcheux dans les
fiévres contagieufes de cette efpèce que
j'ai eu occafion de traiter, des yeux
mourans & enfoncés, la puanteur tant du
fouffle de la refpiration que de toute
l'habitude du corps, la mauvaife qualité
de l'humeur fournie par les plaies des
véficatoires, quelquefois encore l'apparition des taches fur le corps, & d'autres fois une couleur jaune répandue fur
toute la peau.

J'ai vu, dans un petit nombre de cas,
certaines perfonnes qui, après avoir ef-
fuyé une fiévre contagieufe, continuoient

de se plaindre pendant quelque temps, de mal-aise & de douleurs vagues, quoiqu'elles eussent été traitées d'emblée par un émétique ou par l'application des véficatoires, remèdes qui leur avoient procuré un soulágement prompt. Cela est arrivé sur-tout aux constitutions foibles, aux femmes hiftériques, & à ceux dont la maladie avoit été compliquée d'une grande malignité.

C'est ici le cas de donner une idée de l'état où se trouve la constitution du malade, après une fiévre qui a été violente ou de longue durée ; matière sur laquelle on ne peut trop chercher à s'inftruire.

Plusieurs personnes, les femmes surtout & les tempéramens délicats, tombent souvent, à la suite des fiévres lorsqu'elles en font attaquées pendant les chaleurs, dans un abattement extrême accompagné de cours de ventre fréquens qui ne proviennent que de foiblesse. Il est important, dans les commencemens, de combattre cet abattement excessif des forces, non par des émétiques ou des purgatifs qu'on a reconnu être nuisibles dans ces circonstances, mais par des toniques comme le vin, la teinture de cachou, la rhubarbe toréfiée, & un mélange de teinture thébaïque avec celle de quinquina. D'autres sont sujets à cette époque, à une toux continuelle & fatigante qui n'est également occasionée que par l'état de foiblesse dans lequel ils se trouvent. J'ai ouvert les cadavres de plusieurs de ces personnes mortes d'épuisement, dans cette dernière période de la maladie, & dont on attribuoit la mort à une consomption ou à une suppuration des poumons, d'après la toux continuelle, l'expectoration, la grande foiblesse, les diarrhées fréquentes, la difficulté de respirer & les autres symptômes dont elles avoient été affectées ; mais j'observai que ces accidens, chez des personnes aussi foibles (qui essentiellement n'avoient été ni pleurétiques ni péripneumoniques), provenoient le plus souvent d'une

extravafation de la féroſité du ſang, dans
le tiſſu cellulaire des extrêmités inférieures , & d'un épanchement de cette
féroſité dans les cavités de la poitrine &
du bas ventre.

Il ne faut pas croire , comme le
croyoient les anciens , que l'enflure &
l'œdématie des jambes qui ſurvenoient
ordinairement à ces ſortes de malades ,
ſoient dues à du phlegme , à du vent ou
à de l'air ; mais c'eſt plutôt à de l'eau que
ces œdemes doivent être rapportés.
Quand ces enflures diſparoiſſent , comme
cela arrive ordinairement toutes les fois
que le malade eſt au lit ou ſe tient dans
une ſituation horizontale, c'eſt que pour
lors cette eau ſe jette dans l'abdomen
& ſouvent dans la poitrine où elle cauſe , ſi elle eſt abondante, une toux continuelle accompagnée de douleurs pun-
gitives ; je dis, ſi elle eſt abondante ; car
ſi au contraire cette eau eſt en petite
quantité , & ſur-tout ſi elle eſt contenue
dans la cavité du bas ventre, je ſuis per-

suadé qu'elle n'occasione que peu ou même point d'incommodité; mais on trouvoit en général sur les cadavres des malades dont il est question, des épanchemens d'eau si considérables dans les cavités de la poitrine & du bas ventre, il s'en étoit fait en même-temps une si grande infiltration sur les jambes, qu'on en auroit jugé ces personnes mortes d'une hydropisie universelle ou d'une anasarque.

C'est une très-belle observation du judicieux *Sydenham*, que le meilleur remède contre la toux qui survient à la suite des fiévres, est un vin de bonne qualité, bien généreux ou bien sustentant (*rich nourishing*) (24). Je regarde (24) en mon particulier cette liqueur, comme un cordial dont on ne doit jamais omettre l'usage dans de pareilles circonstances, & auquel on peut associer un amer tel que le quinquina, & l'usage du lait dans lequel on a mêlé une cuillerée de quelque eau spiritueuse agréable & diurétique,

& qu'on fait prendre tout chaud le matin. Quant à ceux de mes malades qui n'avoient pas le cours de ventre , mais seulement un crachement ou une émission continuelle de salive qui les épuisoit , je leur ai donné quelquefois avec succès , à titre de purgatif hydragogue doux , quelques grains de calomel mêlés avec la rhubarbe.

Mais si on ne peut venir à bout de cet état de foiblesse , soit par l'usage du lait de femme , de celui d'ânesse ou de vache , soit par le moyen du quinquina , du vin , d'un exercice modéré ou d'un changement d'air , soit enfin par le secours des diurétiques & des hydragogues , dans ce cas le spectacle de la mort la plus triste vient souvent terminer la scène de la vie. L'air & le regard du malade , annoncent qu'il touche de très-près à sa fin ; & s'il rend en même-temps par les crachats un phlegme clair , & qu'il en rende la quantité d'une ou de deux pintes par jour , comme je l'ai sou-

vent vu, où bien s'il éprouve quelqu'autre
évacuation auffi confidérable & auffi foutenue, pour lors il devient fi décharné
qu'il reffemble à un vrai fquelette animé,
quoique pourtant il conferve toujours
dans cet état, un efprit fain & l'intégrité
des fens. Ces fortes de malades fe trouvent en même-temps dans une fituation
d'efprit qui les tient fingulièrement atta-
chés à la vie, & il fuffit de leur annon-
cer un changement dans le temps, dans
le régime ou dans les remèdes, ou enfin
de leur parler de quelque cas femblable au leur, en le leur préfentant fous
un point de vue favorable, pour leur
faire concevoir les plus grandes efpé-
rances. Un peu de fommeil qui les fou-
lage & qui vient après des veilles longues
& pénibles, le tranfport de la douleur
d'une partie du corps fur une autre où
elle devient plus fupportable, quelques
momens de relâche dans la toux, la dimi-
nution de la diarrhée, le retour trompeur
d'un appétit fortement defiré, un peu de

calmé dans l'esprit, tout cela concourt
encore à les flatter d'un agréable, mais
hélas! d'un chimérique espoir, jusqu'à ce
qu'enfin la scène se termine, & que le
rideau fatal qui nous prive à jamais du
spectacle de ce monde, soit tiré devant eux.

On seroit facilement porté à croire,
d'après certains Livres & les belles pro-
messes des Charlatans, que les hommes
ne sauroient mourir d'une fiévre ou de
ses suites; mais la vraie médecine ne pro-
met pas l'immortalité. Je n'ai cessé, pendant un certain nombre d'années, de
voir tous les jours une quantité considérable de malades attaqués de fiévres,
& on peut être assuré que je n'ai pas
épargné mes soins pour les guérir. J'ai
tenté dans cette vue toutes les méthodes imaginables; mais de nouveaux phénomènes s'offroient à mon observation,
presque à chaque visite du matin, &
fournissoient matière à des expériences
ultérieures & à de nouvelles réflexions.

L'Hôpital étoit fourni abondamment de ce qu'il y a de mieux en médicamens. On y avoit du vin & généralement de tout ce qui peut convenir à des malades, & on mettoit en usage tous les moyens capables de procurer du soulagement à ces derniers ou de les guérir. Malgré tous ces secours, souvent les fiévres étoient mortelles. C'est ainsi qu'on voit tous les jours une plaie simple, un ulcère, une tumeur éluder quelquefois toutes les ressources & tout le pouvoir de la Chirurgie.

Passons maintenant aux observations qui ont été faites sur les cadavres des personnes mortes de fiévres contagieuses. Chez ceux que j'ai ouverts & qui ont été en petit nombre, il s'est trouvé en général dans quelqu'une des cavités, de grands amas ou épanchemens de matière. Un homme étoit mort le onzième jour d'une fiévre jaune, & son cadavre conservoit encore sa couleur jaune sans répandre aucune mauvaise odeur, trente

six heures après sa mort. J'en fis l'ouverture & trouvai tous les viscères du bas
ventre en bon état ; le foie & la rate
étoient singulièrement sains, ainsi que
le ventricule & les boyaux. Il n'y avoit
aucun épanchement de bile ni dans la
cavité des intestins, ni dans celle de l'estomac. La vésicule du fiel qui avoit con-
servé son volume naturel , contenoit la
quantité ordinaire de bile ; seulement
cette humeur étoit un peu épaissie &
grumelée (*a*).

En poussant plus loin mes recherches,
je remarquai des désordres sur le thorax ; la maladie en avoit affecté tout le
côté gauche , & la cavité de ce même
côté de la poitrine contenoit près d'une
pinte (*quart*) d'un eau jaunâtre dans
laquelle nageoient plusieurs flocons considérables & également jaunes de matière

---

(*a*) Sur d'autres cadavres de personnes mortes dans
cet état , j'ai trouvé la bile cystique aussi gluante que
de la poix. Cependant , je n'ai jamais vu le foie affecté en aucune manière. Au commencement je me con-
tentois d'ouvrir la tête , mais je me ravisai dans la suite
& me mis à examiner toutes les cavités.

lymphatique (*gluten*) qui, dans la comparaifon que j'en fis , me parurent être
abfolument de la même fubftance que
la membrane épaiffe qui recouvroit le
fang qu'on avoit tiré du bras au malade.
Il y avoit çà & là quelques-uns de ces
flocons qui reffembloient à une concré-
tion membraneufe qui commence à dé-
générer en une gelée ou colliquation purulente. La plèvre tant l'interne que l'externe, ainfi que la continuation de cette
membrane qui revet les poumons (laquelle fe trouvoit en quelques endroits
fort épaiffie) étoit recouverte comme
par des couches de ces concrétions lymphatiques, dont les unes étoient déta-
chées & flottantes , & les autres adhé-
roient fortement aux parties , toutes préfentant différentes nuances de couleur
jaune & divers degrés de purulence. La
cavité droite de la poitrine & le refte du
corps, n'avoient fouffert aucune forte
d'impreffion de la maladie.

Le malade s'étoit plaint principale-

ment de la poitrine, & le sang qu'on lui
avoit tiré dans une petite saignée qui lui
fut faite deux jours avant sa mort, s'é-
toit couvert d'une pellicule glutineuse
fort dure (*impénétrable*), épaisse &
de couleur jaune.

J'ai encore vu dans ces fiévres, le siége
ou le foyer de la maladie entièrement
confiné au cœur & au péricarde : sur un
malade qui mourut le dixième jour de la
fiévre sans avoir été jaune, on trouva
une quantité de pus & de concrétions
purulentes mêlées avec l'eau du péricarde. Le cœur étoit excorié en divers
endroits, & recouvert, ainsi que la surface interne du péricarde, d'une croûte
lymphatique en forme de membrane
épaisse, de la même nature que celle
que j'ai dit plus haut qui recouvroit la
plèvre & les poumons. Cette croûte paroissoit en quelques endroits purulente,
en d'autres gélatineuse, parfaitement semblable à la partie lymphatique du sang;
aussi le malade s'étoit-il plaint d'un grand
poids

poids fur la poitrine , & d'une extrême
difficulté de refpirer. Sur une troifième
perfonne qui mourut le treizième jour
de la fiévre, on trouva , dans la cavité
du bas - ventre , environ deux pintes
(*two quarts*) de pus entre-mêlé d'une
gelée purulente. Nous ne pûmes découvrir aucune trace d'inflammation ou d'ab-
cès à laquelle on pût rapporter la fource
de cette quantité extraordinaire de matière ; mais on remarquoit des exulcérations fans nombre fur l'épiploon, à la furface des inteftins, fur le méfentère & fur
le péritoine. Ces exulcérations (non
plus que les excoriations qui s'étoient
manifeftées plutôt en quelques endroits) ne paroiffoient pas avoir fourni
la fource primitive de cette matière ,
mais au contraire avoir été occafionées
elles-mêmes , par l'acrimonie de cette
dernière.

Il feroit tout-à-fait hors de propos &
contraire à l'objet de ces Mémoires, que
je m'étendiffe fur les corollaires théoréti-

L

ques, qu'on pourroit déduire des obfervations qui y font contenues. C'eft pourquoi, j'efpère qu'on voudra bien me
pardonner les omiffions que je puis
commettre à cet égard. On peut d'a-
bord avancer comme un fait, que le
fang des perfonnes qui ont la fièvre, de
même que celui des perfonnes qui font
en parfaite fanté (quoique cela ne foit
pas fi ordinaire chez ces dernieres) que le
fang, dis-je, de ces perfonnes fiévreufes,
après quelque temps de repos dans un
vaiffeau bien net, fe fépare ordinairement en trois portions diftinctes, qui
font le *ferum* ou la portion aqueufe du
fang, la maffe rouge concrète, & une
pellicule vifqueufe qui occupe la furface
de la portion rouge. Il y a quelque temps
que faifant des expériences fur le fang
des fcorbutiques, je fus furpris de le trouver fouvent recouvert de cette croûte
vifqueufe. Cette obfervation m'engagea
à étendre plus loin mes expériences, fur
de grandes quantités de fang tiré de dif-

férens malades que j'avois occafion de voir , dans le même temps , dans ce vafte Hôpital. En conféquence je fis , un matin , faigner dix fcorbutiques à chacun defquels on tira deux onces de fang ; j'en fis tirer une plus grande quantité à deux hommes qui fe portoient bien ; j'eus de plus occafion , ce même jour , de faire faigner une femme en travail , deux heures avant qu'elle n'accouchât , une fille de feize ans qui étoit devenue lunatique à la fuite de la *chlorofe* , trois perfonnes affligées de rhumatifmes , & une quatrième attaquée d'obftruction au foie.

D'après l'examen & la comparaifon que je fis de ces divers fangs , je trouvai fur tous , que plus la croûte ou membrane blanche de la furface étoit épaiffe & vifqueufe , plus le tiffu de la partie concrète qui fe trouvoit deffous , étoit en général lâche ou mol. Cela n'étoit pourtant pas fi fenfible , quand il ne paroiffoit à la furface que quelques raies ou ſtries légères de couleur blanche ; mais quand cette membrane ſe trouvoit plus conſidérable ou plus épaiſſe, la maſſe rouge étoit très-molaſſe au fond du vaiſſeau qui la contenoit, & d'autant plus qu'elle s'éloignoit davantage de la ſurface vers laquelle cette portion blanchâtre étoit montée.

Il paroît par cette expérience & par quelques autres (a), que cette croûte ou pellicule eſt le *Gluten* naturel ou le ciment qui lie toutes les parties conſtitutives du ſang, & que dans quelques maladies ou dans certaines circonſtances, le *Gluten* devient ſingulièrement diſpoſé à ſe ſéparer de lui-même de cette liqueur ; que ſi le *ſerum* & la partie concrète rouge ſe combinent aiſément enſemble, on trouvera d'un autre côté que le *Gluten*, après ſa ſéparation, devient immiſcible avec l'un & l'autre de ces derniers. Nous ſommes parvenus au

____

(a) Voyez l'analyſe du ſang par le Docteur *Davies.*

moyen d'une deffication bien ménagée , à donner à ce *Gluten* la forme d'une membrane très-dure & élaftique , & en y laiffant adhérer une petite portion de la maffe rouge ou du *cruor* , nous l'avons converti en une fubftance qui reffembloit à celle des chairs ou du mufcle , & qui a été fufceptible de paffer par divers degrés de putréfaction tout comme ce dernier.

Je ne vois pas en effet pourquoi ce *Gluten* , dans l'état morbifique , ne fe fépareroit pas de lui-même du fang dans les routes de la circulation , & ne fe dépoferoit pas dans les diverfes cavités du corps , auffi aifément que le fait le *ferum* dans l'hydropifie , le *Gluten* ayant toujours moins de difpofition à s'incorporer avec la maffe , que ce dernier ou la férofité ?

Dans les diffections que MM. *Hunter* & *Cleghorn* (*a*) ont faites, l'un à Londres,

---

(*a*) Voyez *Cleghorn* , maladies de Minorque, p. 248.

L iij

l'autre à Minorque, de personnes mortes de fiévres dans lesquelles on ne soupçonnoit aucune infection, ces habiles Anatomistes ont observé des dépôts semblables à ceux dont nous parlons, qui en ont imposé à leur sagacité. D'où l'on peut présumer combien il est difficile de distinguer les fiévres produites par infection, de quelques autres espèces de fiévres. Quoiqu'il en soit, je ne suis pas porté à croire, comme ces Messieurs, que les matières qu'ils ont trouvé épanchées dans les diverses cavités sur les cadavres, aient été l'effet de l'inflammation & des exulcérations ; je penserois, au contraire, que ces matières épanchées avoient été la cause de ces accidens. Je regarde en effet ces matières comme du *Gluten* extravasé, & conjecture que les divers états dans lesquels elles se trouvoient, étoient relatifs aux différens temps auxquels elles avoient été déposées ou jetées hors des vaisseaux.

J'ai remarqué sur un certain nombre

de cadavres différens, trois sortes d'extravasations ou d'épanchemens qui déri-
voient des vaisseaux. Ces observations ont
été faites sur les cadavres de personnes
mortes les unes du scorbut, les autres de
la consomption, & les autres des fiévres.
Dans la première de ces maladies, on
trouve un sang rouge coagulé, extravasé
dans presque toutes les parties du corps,
non-seulement dans le tissu cellulaire,
mais encore dans les interstices des muscles, particulièrement ceux des jambes
& des cuisses qui deviennent souvent
enflées & même difformes, par la quantité de grumeaux ou de concrétions qui
s'y accumulent. Souvent encore, les intestins & le mésentère présentent comme
des taches livides; j'ai même observé sur
l'estomac en particulier, de ces échy-
moses considérables. Au premier coup
d'œil, ces extravasations ressemblent à
une véritable gangrène, ce qui a trompé
quelques Anatomistes ; mais après une
recherche plus exacte, on trouve le tissu

de ces parties intégre. On a remarqué pareillement dans cette maladie, une extravasation (infiltration) d'eau en masse, qui s'est trouvé toujours bornée au tissu cellulaire, lorsque l'épanchement s'étoit fait sur les jambes.

Mais s'il est très-difficile de bien disséquer les cadavres des scorbutiques, à cause de la grande quantité de sang extravasé qui embarrasse par-tout le disséqueur, en récompense il n'est pas d'état plus convenable pour examiner les muscles d'une manière satisfaisante, que celui dans lequel se trouvent les extrêmités inférieures chez ceux qui sont morts de consomption, ayant les jambes enflées. L'eau qui produit cet œdeme, s'étant infiltrée à travers le tissu cellulaire jusques dans les interstices des muscles, on peut aisément séparer ces derniers les uns des autres, & suivre distinctement leurs origines & leurs insertions, en lavant & nétoyant avec de l'eau le tissu cellulaire qui les entoure. Ainsi donc, il y a trois

fortes d'extravafations ; la première appartient à une maſſe ſanguine , grume-
leuſe qui ſe fait remarquer dans le ſcorbut, & que j'ai ſouvent obſervée ſans y
appercevoir aucun mêlange de ſéroſité
ſeule ; cette ſéroſité qui conſtitue la ſeconde eſpèce , ſe rencontre dans les ana-
ſarques ; la troiſième & la dernière eſt
celle qu'on a obſervée ſur les perſonnes
mortes des fiévres ; elle conſiſte dans la
partie muqueuſe ou glutineuſe du ſang ,
à laquelle ſe mêle le plus ſouvent un peu
de ſéroſité , & qui quelquefois même
ſe trouve épanchée dans les grandes cavités du corps (25.)

(25)

Je conjecture qu'il y a toujours dans
ces fiévres une diſpoſition ulcéreuſe (*ulce-
rous*) ou purulente dans le ſang , & que
la partie lymphatique ou le *Gluten* en eſt
notablement altéré. J'ai remarqué fréquemment dans ces maladies, que bientôt après la ſaignée le ſang prenoit un
véritable coup d'œil de purulence , quoique le malade ne parût pas bien mal. Or

maintenant fi de certains corpufcules
étrangers, conftituent la caufe matérielle
ou prochaine de l'infection, en pénétrant
dans le corps & fe mêlant enfin avec le
fang, la partie glutineufe de ce mixte
fluide paroît non-feulement la plus propre à receler ces particules morbifiques,
mais encore femble devoir être la première affectée ; ce qui s'accorde avec les
meilleures théories que nous ayons fur
les fiévres contagieufes. Car fi, raifon-
nant d'après une opinion beaucoup trop
répandue jufqu'à ce jour, nous penfons
que la contagion détermine un état de
diffolution dans le fang, ce fera toujours
le *Gluten* qui devra être principalement
& effentiellement attaqué.

Je préfume de plus que le mal réfide
fouvent dans la poitrine, & que les
grands avantages conftatés par l'expérience qu'on retire des véficatoires appliqués de bonne heure, font dus à l'é-
coulement qui réfulte de cette quantité
de petits ulcères ou d'iffues qu'on procure

à propos par ce moyen, dans la vue d'obtenir l'expulsion complète des particules corrompues & purulentes du venin contagieux, en même-temps que par ces issues le corps est purifié tout à la fois & de ces miasmes & de l'infection qu'ils avoient produite.

C'est une observation des meilleurs Praticiens, que les fonticules & les sétons sont les plus excellens préservatifs qu'on puisse employer contre la contagion & même contre la peste. En effet, la suppuration & l'écoulement abondant d'un ulcère produit par la nature ou par l'art, paroît fournir le moyen le plus propre pour délivrer le corps des poisons les plus violens (26). C'est ainsi que dans (26) la peste & dans les fiévres pestilentielles, il n'est pas de crise plus désirable que les tumeurs que la nature détermine sur les aines & aux aisselles, & qui viennent à suppurer lentement ; tout le poison mortel de la maladie, étant chassé hors du corps au moyen de l'évacuation abon-

dante & falutaire que ces tumeurs abcé-
dées fourniffent (*a*).

J'ai obfervé qu'un des fignes les plus
affurés des fiévres de mauvais caractère,
étoit que les véficatoires n'excitaffent aucune enflure ou élévation fur la peau , &
ne mordiffent pas affez , ou qu'ils fourniffent une férofité jaune , verdâtre &
d'une puanteur confidérable. J'ai vu même que les gardes expérimentées , portoient d'après cette qualité de la matière
des véficatoires , un pronoftic affez certain fur les différens degrés de malignité
de la fiévre. J'ai voulu plus d'une fois tenir caché l'état fâcheux de quelques malades , à l'Hôpital ; mais aux lavoirs on ne
manquoit jamais de découvrir ce fecret ,
par la nature des taches qu'on apperce-
voit fur les linges qui avoient fervi au
panfement des plaies des véficatoires.

____

(*a*) Rappellons ici la définition que donne un grand
Médecin , de la fiévre peftilentielle « *febris peftilen-*
» *tialis eft acutiffima , à miafmate venenofo orta , ac*
» *nifi vigore motuum vitalium , venenum per bubones*

En effet, l'examen exact & de la qualité de l'humeur qui découle des plaies du
véficatoire, & des effets qui s'enfuivent,
nous a fourni, dans ces fortes de maladies, les fignes les plus certains fur leur
nature & indiqué le jugement que nous
devions en porter.

Je ne puis finir ce Mémoire fans obferver de plus, que l'infection (cette
fource funefte de maladies fur laquelle
j'ai cherché à répandre quelque lumière
dont l'efpèce humaine pût fe prévaloir
utilement contre ces fléaux deftructeurs)
ne fe trouve pas toujours confinée dans
les armées, dans les flottes, dans les
vaiffeaux ou dans les prifons; mais qu'elle
exerce quelquefois ailleurs fa malignité,
& dans les lieux où on ne la foupçonne
même pas.

» & carbunculos citò propellatur, lethalis. » (Hoffmann
med. rat. fyft. t. 4. fect. 1. c. 12. de feb. peftil.)

On peut encore citer un paffage remarquable d e *Galien*
à ce fujet. *Ex febre peftilentiali omnes evafiffe' quibus
exulcerationes in variis corporis partibus contigerant,
nimirùm evacuatâ per ea ulcera, materiâ morbificâ.*
(Lib. 5. method. med. cap. 12).

S'il arrive qu'une nourrice, ou deux ou trois personnes d'une même famille viennent à être attaquées d'une pareille fiévre, on se borne à en accuser le froid, la fatigue, le chagrin & autres causes semblables qui, à la vérité, disposent fortement la constitution à se pénétrer de la contagion & à lui donner de l'activité; & si de pareilles maladies viennent à attaquer (comme je l'ai vu) une pension entière de garçons ou de filles, on les attribue souvent à des causes qui n'y ont contribué en rien. Nous en avons eu, en dernier lieu, un exemple dans une grande Ville voisine. Il régnoit dans une de ces écoles, une fiévre, & l'on décida que cette maladie provenoit de toute autre cause que de l'infection, sur ce qu'elle n'attaquoit que les jeunes Demoiselles d'un certain âge. La vérité est pourtant qu'elle attaqua un grand nombre de ces jeunes personnes & dans cette maison seulement, & que plusieurs en moururent.

Lorsqu'il paroît des taches qui s'élévent à la surface de la peau, il est des personnes à qui cela peut en imposer pour une fiévre miliaire, & faire croire qu'il n'y a pas de contagion à craindre dans ces maladies. Cependant, ces taches font très-communes dans les fiévres contagieuses. Dans la fiévre maligne dont j'ai parlé, qui régna parmi les prisonniers François au Château de *Winchester*, & dont la contagion devint très-meurtrière au commencement de l'année 1761, j'obfervai des taches de l'efpèce miliaire fur la plupart des malades.

Telle eft la manière dont j'ai cru devoir expofer ma façon de penfer, fur un fujet qu'il feroit à defirer qu'on étudiât avec foin, & qu'on parvint à mieux connoître. Les principes de la contagion font pour la plupart d'une nature fi fubtile, qu'ils tombent rarement fous les fens. De-là les divers fentimens fur cette matière, ainfi que fur bien d'autres également obfcures. Les plus inftruits fe font fouvent contredit, fur

l'exiſtence réelle ou poſſible de la contagion de pluſieurs maladies. La fiévre
jaune de l'Amérique en fournit un exemple bien frappant.

Il n'y a pas long-temps, que cette fiévre fut un ſujet de diſcuſſion devant les
Lords Commiſſaires du commerce & des
plantations. On repréſentoit vivement
contre la tranſlation du ſiége du gouver-
nement & de la juſtice établi dans l'Iſle
de la *Jamaïque*, de *Spanishtown* à
Kingſton, qu'il étoit à craindre que de
l'Hôpital de *Greenwich* ſitué près de
Kingſton, l'infection de la fiévre jaune
ne ſe communiquât à cette Ville. On
crut devoir conſulter ſur cet objet un
Médecin qui avoit long-temps pratiqué
dans la Jamaïque ; ce dernier décida
nettement & fort ſenſément, qu'il n'y
avoit aucune infection à craindre de la
fiévre jaune qui régnoit dans cette Iſle.
Ce ne fut pas ici l'avis d'une perſonne
ſeule ; mais ce fut encore, à ce qui
m'a été rapporté, celui des meilleurs
praticiens

Praticiens de cette Ifle, du Docteur *Jean Eliot* favant Médecin de *Londres*, de M. *Nafmyth* (*a*), & de plufieurs autres perfonnes qui ont été à portée de bien connoître les maladies de la *Jamaïque*.

D'un autre côté, nos colonies d'Amérique craignent beaucoup qu'on ne leur apporte la fiévre jaune, foit avec les marchandifes, foit avec les vaiffeaux mêmes qui font le voyage des Indes occidentales; d'autant plus qu'elles ont été fouvent expofées aux ravages de cette maladie. Le Docteur *Linnen*, dans fon Hiftoire de la *fiévre jaune* confignée dans un de vos premiers volumes, donne cette fiévre pour contagieufe; d'autres en ont porté le même jugement; & il n'y a que quelques années que le linge & les habits d'un jeune homme mort aux *Barbades*, de la fiévre jaune, ayant été envoyés dans une malle à des amis qu'il avoit à

(*a*) Voyez fa lettre fur les fiévres de la *Jamaïque*, dans *l'ESSAI fur les moyens de conferver la fanté des gens de mer*, pag. 49.

M

Philadelphie, à l'ouverture que l'on fit de cette malle au moment même de sa réception, toutes les personnes d'une famille qui se trouvoient présentes, furent frappées de maladie. En outre, ces mêmes effets ayant été malheureusement exposés au grand air, ils répandirent dans la Ville la contagion de cette fièvre jaune, dont deux cents personnes moururent, & celui qui m'a fourni cette relation en fut lui-même attaqué.

On ne sauroit donc concilier les faits contradictoires qu'on peut produire de part & d'autre sur cette question, qu'en supposant que la fièvre jaune des Indes occidentales, se trouve quelquefois d'un caractère benin & dépourvue de contagion, tandis que dans d'autres temps elle est d'une nature différente, & fortement contagieuse; d'où suit naturellement cette réflexion, savoir, que les dénominations vulgaires, ou les termes sous lesquels on désigne les fièvres, ne servent quelquefois que très-peu à nous faire

connoître leur vraie nature & leur difposition essentielle : c'est ainsi que de la
même source d'infection (du même levain) j'ai vu résulter ce qu'on peut appeller, en raisonnant d'après les apparences ou les symptomes extérieurs, la
fiévre jaune, la *Pétéchiale* & la *Miliaire*.
J'observai en même temps que chez
quelques-uns, la contagion avoit pris une
forme intermittente & benigne , & que
chez d'autres elle faisoit des ravages considérables, sous le type d'une fiévre continue.

Malgré les difficultés qu'il y a à faire
des recherches sur là nature & les effets
de la contagion , & sur l'influence des
différentes causes dans sa manière d'agir,
il est peut-être peu de sujets sur lesquels
la tourbe & les gens dépourvus d'expérience, aient prononcé d'une manière
plus tranchante & plus décidée, & pourtant il n'est point de questions sur lesquelles nous devions être plus réservés
dans notre jugement (lors sur-tout

M ij

qu'il s'agit d'admettre l'assertion négative) que celles qui intéressent d'aussi près
le public & le particulier, eu égard aux
calamités générales, & aux calamités
domestiques qu'occasionnent les maladies.

C'est ainsi que plusieurs tant villes
que contrées, auroient pu, (selon toute
probabilité humaine), se dérober à l'hor-
rible fléau de la peste, en prenant des
mesures convenables (*a*) dès les premières apparences du mal, si dans ces
circonstances il ne se fût trouvé des in-
crédules, qui nioient que la peste fût contagieuse dans son début. Ces personnes
donnoient pour raison, qu'on n'apperce-
voit aucun signe de contagion sur les

***

(*a*) Séparer les malades de ceux qu'on soupçonne infectés, quoiqu'ils paroissent bien portans ; les tenir
éloignés les uns des autres ; concentrer très soigneusement le venin, soit qu'il ait été engendré, soit qu'il
ait été communiqué dans les lieux qu'il infecte, afin
d'en extirper par le feu & la fumée appliqués à propos,
jusqu'aux derniers atômes ; voilà sans contredit les
meilleurs moyens d'arrêter les progrès de la peste ou
de toute autre contagion mortelle.

cadavres ; que les progrès de la maladie étoient lents ; que dans le commencement elle ne s'attachoit qu'aux pauvres de préférence, & qu'on pouvoit l'attribuer à la misère, aux alimens corrompus, à une boisson mal-saine & à plusieurs autres causes purement conjecturales. Les preuves de cette erreur funeste, sont parfaitement connues de quiconque est au fait de l'Histoire des différentes pestes qui ont régné en Europe. On se sert tous les jours, & fort mal-à-propos, des mêmes argumens contre l'existence de toute espèce de contagion.

Mais souvent les phénomènes qui dépendent des contagions même les plus manifestes, sont extrêmement obscurs & on ne peut en rendre raison en aucune manière. C'est ainsi que la petite vérole a été pendant quelques-uns des siècles derniers, & continue d'être encore aujourd'hui, la terreur & le fléau d'une grande partie du genre humain. Cependant, quelle est l'origine de ce venin variolique? Comment a-t-il été engendré dans sa source? On a avancé là-dessus plusieurs opinions qu'on ne peut pas plus réfuter que prouver ; & quelques plausibles que soient les conjectures qu'on peut former sur cet objet, les causes premières de la contagion & de plusieurs autres venins contagieux, resteront toujours sans doute parmi les secrets que la nature s'est réservée. L'existence réelle d'une contagion, peut être constatée seulement par ses effets visibles dont plusieurs sont aussi inexplicables.

C'est encore ainsi que les Européens ont porté la petite vérole, dans presque toute les parties du monde où leurs vaisseaux se sont ouvert un commerce, quoique pourtant les équipages de ces vaisseaux n'en aient souvent pas été attaqués pendant le voyage. Ce venin a été transporté chez les Indiens dans une vieille couverture, & il y a détruit plusieurs nations entières. Des meubles dans lesquels il se trouvera renfermé, le conserveront affez long-temps pour qu'il puiffe être tranfporté d'Angleterre au *Cap de Bonne-Efpérance*, & même en *Chine*. A l'égard de la manière dont ce venin fe comporte préfentement dans la plupart des pays où il a été une fois introduit, on obferve qu'il manque rarement de fe montrer dans l'intervalle de quelques années, ou même qu'il y réparoit plus fouvent; excepté néanmoins les endroits où l'on prend contre lui les mêmes précautions que contre la pefte. C'eft par de femblables précautions qu'on a fouvent réuffi à l'éloigner pendant plufieurs années, de quelques villes du centre de l'*Angleterre* & de quelques Colonies angloifes de l'*Amérique* (27). Mais, quoiqu'il exifte les (27) preuves les plus convaincantes que cette maladie n'eft ni héréditaire ni innée chez les individus, & la plus forte préfomption qu'elle ne peut fe propager que par la voie de la contagion ; on fait fouvent d'inutiles efforts, lors même qu'elle eft dans fa plus grande vigueur,

pour la procurer à certaines perſonnes ;
ſoit en les faiſant habiter dans les mêmes appartemens avec des gens attaqués
de la petite vérole , ſoit en employant
d'autres manières de communication libre
avec cette claſſe d'infectés. Il y a même
des garde-malades vouées conſtamment
au ſervice des varioleux, qui n'ont jamais
contracté cette maladie.

Ce qui me paroît toujours plus ſurprenant, c'eſt que non-ſeulement la petite
vérole & la peſte , mais encore d'autres
contagions que j'ai vu ravageant les vaiſſeaux & les priſons, diminuent par degrès
de leur activité , après avoir déployé leur
plus grande fureur, & ceſſent enfin entièrement. Se ſont-elles épuiſées elles-mêmes , ou ont-elles épuiſé leur ſujet ? Il
paroît réſulter des faits & de notre propre expérience , qu'elles n'ont pas toujours épuiſé leur ſujet. Ainſi, par exemple,
quoique la petite vérole ſe fût répandue ,
comme je l'ai dit dans mon premier Mémoire, parmi huit cens quatre-vingt hom-

mes du *Royal-George*, néanmoins la contagion difparut entièrement de ce vaiffeau
lorfqu'il fut en pleine mer, & quelques
mois avant qu'il mouillât en aucun port,
après avoir fait périr quatre ou cinq
perfonnes, & en avoir laiffé près d'une
centaine fans y toucher. Cette maladie
avoit été introduite dans ce vaiffeau, par
un mouffe qui avoit logé dans une maifon qui en étoit infectée.

On peut fuppofer qu'il eft des cas dans
lefquels la contagion s'épuife d'elle-même,
quoique cette hypothèfe ait des difficultés infurmontables, & qu'elle ne foit pas
d'une probabilité fuffifante pour réfou-
dre une queftion de cette importance.

En outre, la nature fpécifique & les
qualités de ces fortes de venins, diffèrent
pareillement les unes des autres, & font
à plufieurs égards au-deffus de nos recherches. Qui nous dira, par exemple,
jufqu'où chacun de ces venins étend la
fphère de fon activité (*a*)? Qui entre-

____

(*a*) On a remarqué fur plufieurs vaiffeaux, que l'é-

prendra d'affigner une raifon fans repli-
que & bien précife, pourquoi la petite
vérole n'attaque qu'une feule fois pen-
(28) dant le cours de la vie (28) ? tandis que
la pefte & les autres maladies contagieufes attaquent plufieurs fois la même
perfonne ? Il exifte fans doute des bornes à nos recherches, au-delà defquelles
quelque effort que l'imagination puiffe
prendre, & quelque loin que la théorie
pouffe fes excurfions, tout n'eft que conjecture, obfcurité & profondes ténébres.

---

quipage n'avoit pas laiffé de fe bien porter , quoique
l'eau de la cale fût très-corrompue , même vénéneufe.
Voici un fait qui s'eft paffé en dernier lieu dans la *baie
de Bifcaye*. Le charpentier d'un vaiffeau de foixante
canons , ayant négligé de faire jouer le robinet deftiné
à rafraîchir l'eau de la cale , laquelle n'avoit pas été
pompée depuis quelque temps , il s'amaffa , comme
c'eft l'ordinaire , à la furface de cette eau une écume
ou efpèce de crème d'une étendue confidérable , formant
une forte de membrane épaiffe & dure. Le premier qui
defcendit au fond de cale & qui voulut enlever cette
membrane dans le deffein de pomper , fut fuffoqué
fur le champ. Pareil accident arriva au fecond ; &
trois autres qui tentèrent fucceffivement la même entreprife , coururent le plus grand rifque de la vie. Il y
en a même un de ces trois qui depuis , n'a jamais pu
fe rétablir parfaitement. Néanmoins , la fanté régna
conftamment & d'une manière remarquable dans ce
vaiffeau , avant & après cet accident.

POST SCRIPTUM.

De l'Hôpital de Haslar, le 4 Décembre 1762.

DEPUIS la lecture que j'ai faite de ces *Mémoires* à la société, je les ai revus avec soin ; j'y ai même fait des augmentations, & tous les faits que j'y rapporte ont été pleinement constatés, soit par une attention continuelle de ma part à ces mêmes objets, soit par trois années d'observations ajoutées à celles dont j'ai parlé dans mon premier *Mémoire*. Enfin des expériences de la plus grande authenticité, confirment de plus en plus la vérité des préceptes de pratique qui y sont exposés.

Pour en donner ici un exemple ; il a régné pendant ces deux derniers mois sur le *Royal Sovereign*, garde-port à *Spithead*, une maladie contagieuse, & depuis le 23 d'Octobre paffé, nous avons reçu dans cet Hôpital quatre-vingt dix-fept hommes de l'équipage, parmi lefquels quatre-vingt trois fe font trouvé attaqués de la fiévre de vaiffeau ; quatre en font morts ; les autres fe trouvent entièrement rétablis à l'exception de ceux qui ont été reçus en dernier lieu, dont pourtant aucun n'eft aujourd'hui dans un état dangereux. Cette fiévre n'a été accompagnée d'aucun fymptôme qu'on pût appeller malin, fi on en excepte une matière verdâtre & fanguinolente, qui découloit des endroits fur lefquels les véficatoires avoient été appliqués ; ce qui même n'a été obfervé que fur un très-petit nombre de malades. Chez cinq perfonnes, la fiévre a duré au-delà du feptieme jour. L'attaque en a été en général très-foudaine, & chez quelques-uns, on a remarqué qu'elle étoit accompagnée de rêves effrayans qui rendoient leur fommeil agité.

Quoique cette fiévre provint unique-

ment d'un même foyer de contagion ,
& que l'infection ait été confinée au feul
vaiffeau mentionné (ce qui eft prouvé
par la bonne fanté dont jouiffent les
équipages des autres vaiffeaux actuellement en rade à *Spithead* , & dont il n'y
a que les gens qui ont été à bord du
Royal-Sovereign qui fe trouvent malades), néanmoins après que la maladie
avoit parcouru fa première période , (laquelle étoit marquée par des friffons , des
anxiétés , le mal de tête , &c.) les fymptômes étoient fi différens chez divers
malades , qu'un Praticien qui n'auroit
pas été au fait de ces maladies , auroit
pu croire que les uns avoient une fiévre
nerveufe , & les autres une péripneumonie ou une fauffe pleuréfie. Parmi ces malades, il y en a eu qui fe font plaint de
conftipation , & d'autres au contraire
qui ont eu la diarrhée. Les fymptômes
qui ont été communs prefque à tous ,
font un pouls concentré , vibratil , une
chaleur conftante, la foif, une altéra-

tion fenfible dans les yeux ; & il eft plus que probable que fi quelques perfonnes, peu de jours après avoir quitté ce vaif- feau, fe font trouvé attaquées de cette fiévre dans quelques villes voifines, on n'aura pas foupçonné la vraie nature de leur mal, & on aura négligé malheureu- fement, par cette raifon, les moyens qui pouvoient les foulager promptement. De neuf gardes qui font reftées continuel- lement auprès de ces malades, une feule a contracté la maladie, & un émétique l'a guérie fur le champ.

Depuis quelques années, les fiévres vraiment inflammatoires n'ont été fré- quentes ni dans cet Hôpital, ni dans cette partie de l'*Angleterre*. Quelques Praticiens donnent le nom de *fiévre bilieufe*, à celle qui a le plus régné dans cette contrée. Cependant, un mal de gorge de l'efpèce maligne, s'y fait voir de temps en temps. Cette dernière maladie ne feroit-elle pas une pefte d'un genre qui lui eft propre (*fui generis*) apportée, comme quelques autres, du *Levant*, & qui ravage préfentement diffétentes parties de l'Europe & de nos Colonies de l'*Amérique Septentrionale* (*a*)? Le Docteur *Tournefort* l'a obfervée il y a plus de foixante ans dans l'Ifle de *Milo*, ainfi qu'il eft rapporté dans fon voyage du *Levant*.

« Il régnoit actuellement dans cet
» endroit, dit ce Médecin, une mala-
» die qui n'eft pas rare dans le *Levant*,
» & qui enlève les enfans en deux fois
» vingt-quatre heures. Elle confifte en un
» charbon ou un mal de gorge peftilen-
» tiel qu'accompagne une fiévre vio-
» lente. Cette maladie qu'on peut ap-
» peller la pefte des enfans, eft épidé-
» mique, quoiqu'elle n'épargne pas les
» adultes. Le meilleur moyen d'en arrêter
» les progrès, eft d'émétifer l'enfant dès

____

(*a*) Voyez l'extrait d'une lettre de *Cadwallader Colden*, Ecuyer, fur cette maladie (*obfervat. & recherc. médicinal. par une fociété de Médecins, à Londres.* vol. 1. pag. 211).

» qu'il fe plaint de la gorge, ou qu'on
» s'apperçoit qu'il a la tête pefante. »

Excellent confeil qui ne peut être affez connu du public, ni trop fortement recommandé pour l'avantage des familles qui ont le malheur de fe trouver affligées de ce fléau.

Ce Botanifte fameux, ce Médecin célèbre dont les favans écrits honorent la Nation Françoife, détaille en peu de mots dans fa première lettre datée de *Conftantinople*, au Comte de *Pontchartrain*, les fecours les plus efficaces contre cette maladie : « l'émétique,
» dit-il, doit précéder les autres remè-
» des, & il ne faut pas tarder à le
» répéter, felon l'occafion, dès qu'il
» fe déclare un mal de tête ou qu'il
» furvient le moindre dégoût. S'il paroît
» fur le corps la moindre tache noire
» (*Spot*), on doit tout de fuite la fcari-
» fier, & procurer le plutôt poffible,
» par l'application de la pierre infer-
» nale, une iffue à cette humeur pefti-
» lentielle,

» lentielle, par l'endroit même sur lequel
» cette matière paroît se porter spécia-
» lement. On peut en outre donner la
» thériaque & autres cordiaux. »

J'ajouterai encore quelque chose, au
sujet des symptômes généraux qui s'observent dans les fiévres dont nous avons
parlé jusqu'à présent , & qu'on a vu
être éminemment contagieuses. J'ai
déjà fait mention des taches ; la couleur
jaune de la peau qu'on observe toujours
encore, telle qu'elle a été observée précédemment, ne persiste quelquefois que
vingt-quatre heures ; souvent elle se fait
remarquer pendant trois ou quatre jours.
Quand les parties sur lesquelles on a appliqué des vésicatoires , se trouvent recou-
vertes d'une escarre dure comme un cuir,
épaisse d'environ un pouce , & qui se
détache facilement des parties subjacen-
tes , à la faveur d'une légère humidité
qui s'y trouve interposée , ces phénomènes caractérisent une fiévre maligne
très-dangereuse. Après que l'escarre mo-

bile a été séparée de la partie, il s'y en forme une nouvelle qui pour l'ordinaire est aussi compacte, mais moins con-sidérable, que la précédente (28). Si sur les chairs qui se trouvent par-dessous, on observe des points rouges ou blancs, on peut en concevoir un espoir favorable; mais si ces points sont pâles, livides, il n'y a plus rien à espérer. La mauvaise odeur qui s'exhale du corps de ces sortes de malades & qui leur est particulière, se conserve chez quelques-uns, même après leur mort. Il survient quelquefois au commencement de la maladie, un saignement de nez qui est le plus souvent salutaire au malade; mais cette évacuation paroît rarement, ou même ne paroît jamais vers la fin de la vie. Il est plus ordinaire qu'il se déclare pour lors un état de surdité. La première fois que j'observai ce dernier symptôme, ce fut dans une salle qui contenoit vingt malades, tous attaqués de fièvres malignes. Six d'entr'eux devinrent très-sourds; il

(28)

en mourut trois de ces derniers & les autres guérirent parfaitement; mais ayant revu depuis les observations que j'avois faites sur plus de quatre cens malades, qui tous présentoient ce même symptôme, j'ai trouvé qu'on ne pouvoit pas le regarder comme funeste, qu'au contraire il ne se faisoit remarquer le plus souvent que sur ceux qui en réchappoient.

Comme le pouls dans ces fiévres, indique rarement un état d'inflammation générale dans le sang, le soulagement qu'on obtient en appliquant des vésicatoires, principalement sur les parties affectées, doit nous faire présumer qu'il existe rarement ici des inflammations particulières, capables d'être augmentées par cette application. On ne sauroit d'ailleurs raisonnablement supposer qu'il puisse en résulter, dans le cas présent, une tendance considérable à la mortification; du moins parmi quelques milliers de malades attaqués de ces fiévres, auxquels on a appliqué sous mes yeux des vésicatoires, je n'en ai pas encore vu un feul fur qui cette application ait été fuivie de gan- grène , à moins que cela ne foit arrivé par une négligence à en panfer les plaies, comme il feroit arrivé dans toute autre maladie.

Dans mon fecond Mémoire , j'ai décrit la confomption comme étant accompagnée le plus fouvent de l'amaigriffement du tronc & des membres , & dans une note au *Poft Scriptum* de l'*Effai fur la con- fervation des gens de mer* , j'en ai affigné une caufe très-commune ; à quoi l'on peut maintenant ajouter, par égard pour ceux qui fe trouvent dans ce cas & pour leur plus grande confolation , que les perfonnes qui ont été violemment froif- fées , celles qui ont reçu des contufions, & autres perfonnes qui font fujettes à cracher du fang , ou quelquefois encore une matière purulente , meurent fouvent fans avoir beaucoup perdu de leur embon- point ; leur regard & leur maintien n'an- noncent pas toujours le danger de leur fituation. *FIN.*

NOTES.

(1) A cette note première se rapportent les notes (*a*) des pages 4 & 8, sur la signification des mots *Nore* & *Guard-Ship*, qui auroient dû être placées ici.

Page 23.

(2) La fiévre jaune de l'Amérique se termine encore quelquefois par des hémorrhagies considérables, un vomissement de matières noires, & autres symptômes mortels; mais ces symptômes ne sont qu'accidentels à la maladie, comme le sont les taches pourprées & les urines sanglantes dans la petite vérole, & le hoquet dans la dyssenterie. C'est ce qu'observe M. *Lind* dans un autre Ouvrage que nous aurons souvent occasion de citer dans ces notes, & qui a pour titre *an Essay on Diseases incidental to Europeans in hôt climates.*

Page 30

(3) Dans les complications des cours

de ventre avec une fiévre putride de mauvaise espèce, après avoir nettoyé convenablement les premières voies, on doit avoir recours au quinquina mêlé avec les opiatiques, ainsi que l'indique l'irritation des intestins. Dans les dyssenteries malignes, dès que les pétéchies paroissoient ou que la fiévre commençoit à diminuer, M. *Monro* faisoit prendre, toutes les quatre ou six heures, une drachme de quinquina en électuaire avec le diascordium, à parties égales, ou demi-drachme de quinquina en poudre, & vingt grains de son extrait dans l'esprit de *mindererus*, avec cinq ou six gouttes de teinture d'opium. Le soir, il prescrivoit encore un opiatique dont la dose étoit proportionnée aux effets de la précédente, & au nombre actuel des selles. M. *Tissot* donne dans les dyssenteries malignes, l'extrait de quinquina dissout dans l'eau de fleurs d'orange, mais toujours à petites doses, & jamais au-delà de deux gros dans l'espace de vingt-quatre heures. (Voyez *Zimmer-man* , Traité *de la Dyſſenterie.*) Cette pratique eſt d'autant plus conforme aux vues de la nature , qu'il exiſte la plus grande analogie entre les fiévres inter-mittentes putrides , principalement les rémittentes , & la dyſſenrerie, & qu'on óbſerve ſouvent des changemens alter-natifs d'une de ces maladies en l'autre. (Voyez ſur-tout dans *Roëderer & Wagler,* *de morbo mucoſo.*) Tous les Auteurs conviennent pareillement que ces mala-dies doivent être traitées, l'une & l'autre, de la même manière , à quelques ſymp-tòmes près relatifs à l'affection locale des inteſtins, qui méritent des conſidérations particulières. Ici doivent être appliquées les règles que M. *Cullen* donne dans ſa matière médicale , ſur l'emploi du quin-quina dans la dyſſenterie. J'enviſage, dit cet habile Médecin, la dyſſenterie com-me une maladie fiévreuſe ; & l'on ſait que cette maladie eſt fondée ſur une *diathèſe* putride, ou qu'elle eſt une ſuite de cette dernière. Cette maladie est souvent inflammatoire dans son principe ou au commencement, & dans ce cas le quinquina ne sauroit convenir ; mais souvent ces dyssenteries inflammatoires dégénèrent en putrides, & pour lors, tout comme dans celles qui sont putrides d'origine, le quinquina produit de très-bons effets. Si dans l'un de ces cas il est administré en une quantité suffisante, son action peut être considérée comme antiseptique à l'égard des fluides ou sucs contenus dans les premières voies ; mais dans le cas d'une dyssenterie plus avancée, il agit comme astringent. Nous avons été jusqu'à présent, beaucoup trop réservés sur l'usage des astringens dans le traitement de la dyssenterie. Nous aurions en général plus de succès, si nous les employions plus fréquemment & de meilleure heure qu'on ne le fait communément. La dyssenterie peut être considérée, suivant *Sydenham*, comme une fièvre par introversion, *febris introversa*, avec conftriction de la peau ; donc le quinquina comme *tonique*, peut non-feulement être employé avec plus de fûreté que de fimples aftringens, mais encore fon action tend à rétablir l'équilibre entre l'intérieur & la furface. Plufieurs Auteurs ont parlé de l'ufage du quinquina dans les dyffenteries ; on peut confulter là-deffus *Wilfon* à *Newcaftle*. (Voyez *Lectur. on the mater. med.*)

Page 31.

(4) Les avantages des topiques, tels que les véficatoires, fur l'endroit de la douleur dans les maladies aigues de la poitrine & dans quelques affections de la tête, font connus de la moindre garde-malade ; mais il eft beaucoup de Praticiens qui ne fauroient fe familiarifer avec l'application des épifpaftiques fur les endroits douloureux du bas-ventre , & avec celle de quelques autres remèdes, tels que les faignées, les ventoufes, les calmans , &c. fur l'endroit même du fiége de la maladie ou de la douleur. Les

uns font éloignés de cette pratique par des raifons purement hypothétiques, parmi lefquelles entrent pour beaucoup les idées exceffives qu'on s'eft fait fur le mouvement des liqueurs dans le corps humain, d'après la découverte d'*Harvée*, & le fyftême des Méchaniciens modernes ; d'autres s'y refufent par timidité ou par ignorance. Cependant, plufieurs habiles Praticiens de nos jours, déterminés par leur propre expérience & par l'expérience des anciens, ordonnent fans héfiter l'application des véficatoires fur le foie ou fur le bas-ventre, dans plufieurs cas d'*hépatitis* & de colique inteftinale. Dans une maladie que les troupes angloifes éprouvèrent à *Batavia* pendant les dernières guerres, & dans laquelle le foie étoit violemment attaqué, on comptoit parmi les principaux remèdes du commencement, les fomentations relâchantés & difcuffives, & le véficatoire fur la région du foie qui fe trouvoit extrêmement douloureux.

(Voyez la note fuivante , & la dix-
feptième) *M. Sarcone*, célèbre Médecin
de *Naples*, qui a fi bien décrit la cruelle
épidémie dont cette capitale a été affligée
en 1764 & 1765, faifoit également appliquer avec beaucoup de fuccès un véficatoire fur la région du foie, dans l'*hépatitis* accompagné de conftipation , après
avoir fait auparavant faigner le malade
du côté droit, & lui avoir enfuite lâché
doucement le ventre. Ce Médecin a même
étendu l'application des véficatoires dans
la même épidémie , jufques fur les exof-
tofes vénériennes ; pratique déjà notée
par M. *Cinque* , & confirmée par les
nombreufes Obfervations de M. le Docteur *De Mauro* fon Confrère. (Vid. *ibid.*)
J'ai moi-même ordonné plus d'une fois
des véficatoires fur la région du foie, dans
des engouemens putrides ou catharreux ,
avec une irritation très-vive de ce vif-
cère , & cette application m'a très-bien
réuffi. Il feroit inutile d'accumuler ici les
preuves en faveur de cette pratique;

j'ajouterai seulement à l'égard des coliques intestinales (& cette addition peut être de quelque utilité pour les jeunes Praticiens), qu'on est parvenu à dissiper des coliques spasmodiques très-vives, par l'usage de la teinture de cantharides de la formule suivante, qui m'a été communiquée par mon ami *M. Batt*, Médecin anglois.

Prenez de cantharides en poudre, ℥ ß.

Eau-de-vie de commerce...... pint. j.

Mettez le tout dans un vaisseau convenable, & faites digérer au soleil pendant trois jours.

On se sert de cette teinture en embrocations sur le bas-ventre ; on y emploie chaque fois depuis une drachme ou un peu moins, qui est la dose par laquelle on commence ordinairement, jusqu'à une once, en augmentant par degrés. On se règle encore pour ces doses, non-seulement sur la sensibilité du sujet, les circonstances de l'âge, du sexe, &c. mais encore sur la surface plus ou moins grande de la partie. On frotte légèrement avec la main trempée dans cette teinture, jusqu'à ce que la partie soit sèche. Ces embrocations sont encore très-utiles dans l'asthme convulsif ou spasmodique, appliquées sur les bras ou le muscle *grand pectoral*. On a également observé, que dans plusieurs affections de poitrine du genre des catharreuses ou pituiteuses, les embrocations avec la teinture de cantharides sur les parties supérieures du *thorax*, ou même à la partie interne & supérieure des deux bras, facilitoient beaucoup l'expectoration si nécessaire dans ces sortes de cas, ou la rétablissoient. La teinture de cantharides est encore très-efficace dans les douleurs profondes de rhumatisme, ainsi que dans la néphrétique soit rhumatismale ou catharreuse, soit encore spasmodique. Dans la première affection, on frotte sur les membres douloureux, & dans la seconde sur la région lombaire. Je sais qu'on peut obtenir les mêmes

effets par le moyen du véficatoire proprement dit, comme l'ont démontré plufieurs Praticiens, entr'autres *M. Raymond*, célèbre Médecin de Marseille,
(Voyez fon Traité fur les *véficatoires*);
mais ce qui femble mériter dans plufieurs cas la préférence à la teinture de
cantharides, c'eft que les malades & les
affiftans ne répugnent pas à ce remède,
comme ils répugnent aux véficatoires. Il
paroît d'ailleurs que cette teinture n'eft
guères qu'un *rubéfiant*, quoique tout
auffi pénétrant, tout auffi *attractif* que
l'emplâtre avec la poudre de cantharides. Du refte, il n'eft peut-être pas inutile de remarquer ici, que la teinture de
cantharides a été employée, même à l'intérieur, dans une violente péripneumonie,
par un habile Médecin de *Maffa Lom-
barda* en Italie, (*M. Fantini*), comme
elle l'a été avec le plus grand fuccès contre le *Diabetes*, par M. le Docteur *Brif-
bane* en Angleterre. M. *Fantini* dont
l'obfervation mérite d'être connue, avoit

tenté inutilement fur fon malade les faignées, dont une de la jugulaire ; les fomentations émollientes ; la vapeur du
pofca ou de l'*oxicrat* bouillant ; les onc-
tions à la poitrine ; les boiffons incifives,
délayantes, nitrées ; l'ufage alternatif
d'une mixture compofée de l'oximel fcil-
litique & de quelques gouttes d'efprit de
corne de cerf faturé avec le fuc de limon,
& d'une décoction du *Polygala* d'Europe. Il avoit même donné cette racine
en fubftance ou en poudre, fait prendre
tous les foirs, à l'heure convenable, un
julep camphré, & appliquer un large
véficatoire fur chaque cuiffe &c... Le
malade fe trouvant prefque au moment
d'être fuffoqué, avec un pouls très-petit
& concentré, & dans un état d'extrême
foibleffe, M. *Fantini* fe détermina à lui
donner cette teinture, dont il lui fit prendre d'abord douze gouttes en mixture
dans une once de firop violat, divifant
le tout en plufieurs petites cueillerées
données de temps en temps, & faifant

boire abondamment par-dessus , d'une
ptisane légérement acidulée & nitrée ; il
poussa ensuite la dose de la teinture de
cantharides , jusqu'à celle de vingt gouttes dans deux onces de sirop violat ,
donnant le soir une émulsion avec les
amandes & quelques grains de gomme
arabique. Au moyen de ce traitement ,
le malade fut entièrement rétabli dans
peu de jours. (Voyez *Avisi sopra la sa-
lute humana* 17 Aprile 1777.) Au surplus , on sent bien qu'une pareille pratique ne peut avoir lieu que dans des cas
extrêmes , & que l'emploi des remèdes
de cet ordre doit toujours être confié à
des mains expérimentées.

Pour ce qui est maintenant des saignées locales , il n'est pas de Médecin
qui n'ait été témoin des bons effets des
saignées ou de l'application des sangsues , sur le siége même du mal , ou dans
l'endroit le plus voisin. Nous avons parlé
ailleurs de la confiance des anciens pour
cette pratique , & des dogmes qui les
dirigeoient

dirigoient à cet égard. (Voyez notre *Essai sur le* Pouls) *Hæredia* , Auteur Espagnol dont les écrits mériteroient d'être plus connus parmi nous , prescrit l'application des sangsues aux vaisseaux hémorrhoïdaux, dans les fiévres de mauvais caractère dont le foie paroît être le foyer. Dans les inflammations essentielles du foie qui se compliquoient avec la péripneumonie , *M. Sarcone* faisoit également tirer du sang des vaisseaux hémorrhoïdaux par le moyen des sangsues , ou prescrivoit la saignée du pied ; il n'étoit jamais retenu par les embarras de la poitrine , à moins toutefois que l'inflammation du foie ne survint dans le plus haut degré de la péripneumonie.

Ce savant Praticien employoit encore, à la manière d'*Hippocrate* , des anodins sur le côté douloureux de la poitrine , dans la pleurésie spasmodique qui survenoit dans l'épidémie de *Naples*. Après avoir fait saigner le malade du côté de la douleur , il y appliquoit ou l'emplâtre

O

de ciguë, ou des fomentations chargées de la diſſolution de quelques grains
d'opium. (Voyez *Iſtor. Ragion. de mali
oſſerv. in Napol. &c.*) Les anodins appliqués ſur la région épigaſtrique, ſont
encore très-utiles dans pluſieurs irrita-
tions ou affections ſpaſmodiques de
l'eſtomac. J'emploie preſque journellement des écuſſons calmans ou anti-ſpaſ-
modiques contre des coliques d'eſtomac
ou des vomiſſemens habituels, fondés
ſur une irritation ſpaſmodique de ce
viſcère, principalement chez les perſonnes du ſexe. Je fais préparer ces écuſſons ou avec la thériaque récente, ou
avec le *diabotanum* & autres compo-
ſitions de ce genre, auxquelles j'ajoute,
ſelon les circonſtances, ou de la poudre
de macis, ou de celle des feuilles sèches
de la grande ciguë, ou quelques grains
d'opium avec le camphre, &c. J'ai vu ces
applications calmer ou diſſiper preſque
ſur le champ, des coliques & des vomiſſemens qui tourmentoient habituelle-

ment depuis plusieurs mois les malades ;
& ce qui met la chose hors de doute ,
c'est que les accidens s'étant renouvellés
par la négligence de ces personnes à
porter ces écussons, ils ont cédé bientôt, comme la première fois , à une
nouvelle application du remède.

L'opium ou le *philonium romanum*
donnés en lavement , réussissent également mieux dans certains cours de ventre , que pris par la bouche , comme
l'observe très-bien *M. Lind*. De tous les
remèdes tentés sur l'Illustre M. de *Haller*,
dans la cruelle maladie dont il est mort,
nul ne l'a tant soulagé que des lavemens
avec le Laudanum liquide de *Sydenham* ,
qui lui avoient été conseillés par son digne
ami M. le Chevalier *Pringle*. Dans des
cas graves de dyssenterie , dit encore
M. Lind , j'ai été quelquefois obligé
de donner la *teinture thébaïque* en lavement , jusqu'à la dose de demi-once
pour parvenir à calmer entièrement les
spasmes ; mais je faisois ordinairement

précéder les pédiluves & les véſicatoires aux jambes ou ſur le bas-ventre,
ſi les autres moyens n'avoient pas réuſſi.
Il ajoute qu'il a fait appliquer plus d'une
fois à la plante des pieds contre l'*opiſ-
thotonos*, dans ſon Hôpital de *Haſlar*,
un mêlange d'opium & de camphre.
Cette application diſſipoit ſur le champ
le ſpaſme qui revenoit avec la même
violence, lorſqu'on diſcontinuoit l'uſage
de ce même remède. Ne pourroit-on
pas dans le tetanos de la mâchoire in-
férieure, pourſuit *M. Lind*, aider l'efficacité de l'opium donné intérieurement,
par des fomentations avec une diſſolution de cet extrait ſur la partie bleſ-
ſée ou le ſiége même du ſpaſme, de
manière à procurer une ſtupeur ou une
eſpèce de relâchement paralitique de
ces parties ? Enfin, notre Auteur parle
encore ici de la ſalivation excitée par
l'onguent mercuriel, comme ayant été
employée avec ſuccès contre ces ſortes
d'affections ſpaſmodiques. (Voyez *an
Eſſay on Diſeaſes , &c.*)

Page 32.

(5) Ce mélange falin, très - recommandé originairement par *Rivière*, eft donné prefque en tout temps, & contre un fymptôme quelconque dans la plupart des fiévres, principalement dans celles où l'on croit reconnoître un caractère bilieux. Nous en faifons beaucoup d'ufage à *Montpellier*, fpécialement à titre d'anti-émétique ; mais il ne paroît pas qu'on puiffe compter beaucoup fur ce remède, comme anti-feptique ou fébrifuge, à moins de ne penfer comme les partifans de la doctrine moderne fur l'*air fixe*, qui le claffent parmi les anti-feptiques effervefcens. Nous ne confidérerons point ici la mixture de *Rivière*, fous ce dernier point de vue. Il faut attendre que les Phyficiens foient plus d'accord entr'eux, fur ce qu'ils appellent *air fixe*, & que les Médecins aient appris à connoître fes effets dans les maladies putrides, autrement que par quelques

obſervations iſolées. Mais en eſtimant la mixture de *Rivière* comme ſel neutre, il paroît qu'elle doit faire un remède fort doux, comme tous les ſels de cette claſſe, & que vraiſemblablement ſa vertu ſe réduit à celle de diurétique ou de diaphorétique léger, d'où il faut peut-être déduire en partie, ſon effet anti-émétique. Il eſt donc clair qu'en prévenant un accès de fiévre, ce remède doit agir par l'impreſſion particulière de l'air ou de la vapeur qui réſulte de ſon état d'efferveſcence, ſur le *Senſus* de l'eſtomac, & par la révolution qui s'enſuit dans le ſyſtême nerveux; ce qui confirme le ſentiment de *M. Lind.* Que ſi l'on veut faire dépendre cet effet d'une ſurabondance d'alcali qui reſte après l'efferveſcence, il eſt des Praticiens qui préféreroient dans ce cas l'alcali fixe ſeul, ou mieux encore l'alcali volatil, d'après la qualité ſtimulante & anti-ſpaſmodique qu'ils reconnoiſſent dans ce ſel; car beaucoup de fiévres intermittentes ſont encore plus fondées sur l'irritation ou le spasme, que sur la putridité. Témoins les bons effets du camphre (qui certainement n'est pas un effervescent) donné au commencement de l'accès, ou peu de temps avant. C'est sans doute d'après cette vertu antispasmodique dans l'alcali volatil, qu'il faut apprécier les bons effets que *M. Darluc*, célèbre Professeur en Médecine dans l'Université d'*Aix* en Provence, a obtenus de ce sel contre la rage (*a*) ; fait qui auroit très-bien figuré dans les écrits qui ont paru en dernier lieu, sur les vertus de l'alcali volatil *Fluor*. L'Auteur des réflexions sur la méthode générale de traiter & de guérir les fiévres, publiées à *Londres* en 1772, (*M. Lettson*) prétend que les alcalis volatils dissipent le spasme fébrile qui se fait remarquer principalement sur l'habitude du corps, & en même temps la constriction des extrémités vasculaires, d'où suit une

____

(*a*) Voyez le Journal de Médecine du mois d'Avril 1761.

transpiration modérée & utile. (*Voyez la note* 11.) Il dit avoir observé qu'en général ces bons effets avoient lieu, dans le commencement des fiévres, après l'administration de l'alcali volatil seul ou sans mélange d'acide, beaucoup plutôt que quand ce sel étoit neutralisé par un acide végétal. Il y a toujours dans l'estomac de l'homme quelqu'acide ; or, dit-il, si cet acide contribue dans la maladie, soit par son séjour dans ce viscère, soit par sa quantité, il paroît qu'on doit mieux réussir en donnant un alcali pur, qu'en le donnant neutralisé avec un acide végétal, lors sur-tout qu'on n'a pas à soupçonner une surabondance de bile dans l'estomac. En outre, la volatilité d'un remède quelconque, le rend plus sûrement anti-spasmodique, & l'on sait quel parti l'on peut tirer de l'alcali volatil dans le traitement des maladies contagieuses, ainsi que la pratique de *M. Lind* le démontre en plusieurs endroits de cet Ouvrage. Ajoutons au sujet de ces bons effets de l'alcali volatil', dans ces fiévres de mauvais caractère, que M. *Cullen* se fondant toujours sur l'opinion que le plus grand danger des fiévres est ordinairement dans le froid des paroxismes, observe qu'on n'a pas de meilleur remède contre cet accident, que l'alcali volatil; que ce remède agit en excitant une douce chaleur qu'il détermine puissamment de l'intérieur à la surface; que cet effet bien prouvé l'a fait encore recommander comme *pectoral*; qu'il est donné à titre d'anti-septique dans les fiévres malignes & putrides, d'après les observations ou la décision de M. *Pringle*; mais qu'il est évident, attendu la dose modique sous laquelle il agit & la promptitude de son opération, qu'on doit peu compter sur sa vertu anti-septique à l'égard de nos fluides, & que son action se borne presque entièrement à l'estomac. (*Lectur. on the mater. med. pag.* 385).

Page 58.

(6) Dans quelque contrée mal - saine

qu'on se trouve, il est rare qu'il n'y ait
dans le voisinage quelqu'endroit qui par
sa situation, offre un asyle assuré contre
les maladies, lors sur-tout que ces dernières ne règnent que dans certaines
saisons. Les personnes transplantées dans
des pays étrangers, devroient donc s'é-
loigner de ces endroits mal-sains durant
la saison des maladies, jusqu'à ce qu'elles fussent bien habituées au climat. C'est
d'après ces vues sages, que notre Auteur recommande, dans son *Essai sur les
maladies des pays chauds*, de s'embar-
quer & de rester sur mer à une dis-
tance convenable de la terre, pendant la
durée des maladies. On choisit pour cet
effet, de grands vaisseaux sur lesquels
les Négocians, les artisans & autres personnes peuvent vaquer à leurs occupa-
tions ordinaires, comme s'ils étoient sur
terre. Ces vaisseaux sont appellés en
anglois *Floating Factories*. Il n'est pas,
selon *Chardin*, de pays au monde où
l'air soit aussi mal-sain qu'au *Bander-*

abaſſi , ſur-tout depuis la fin d'Avril
juſqu'à la fin de Septembre. Dès le mois
de Mai tout le monde s'en va dans les
montagnes ; ceux qui reſtent pour garder les maiſons , ſe relayent de dix en
douze jours. L'air de l'iſle de *Saint-Tho-*
mé dans l'Afrique , n'eſt pas moins per-
nicieux que celui de *Bander-abaſſi* : on a
remarqué que les jeunes Européens qui y
ſont tranſplantés avant d'avoir toute leur
croiſſance , demeurent au point où ils
ſe trouvoient à leur arrivée , c'eſt-à-dire,
ſans croître davantage. (Voyages du
Chevalier *Marchais* en *Guinée.*) Les
Portugais ſavent combien il leur en a
coûté , pour avoir fait paſſer tout d'un
coup leurs premières Colonies au centre
d'un climat chaud & humide. Pour faire
ceſſer cette mortalité , ils ſe virent obligés de former des ſtations de trente en
trente lieues , où les Colons reſtoient des
mois entiers pour s'habituer peu à peu
à la malignité de l'air. Ils ne paſſoient
plus loin, que lorſqu'on les croyoit déjà

accoutumés au climat. (*Voyez* encore la *Médecine expérim.*)

Page 84.

(7) C'est une espèce d'arbrisseau résineux (probablement la *sapinete*, espèce d'*épicias*), dont les feuilles se rapportent beaucoup à celles du pin, & qui est particulier à l'*Amérique septentrionale*. Les Colons anglois de ce pays, en préparent une espèce de bière; ils font, pour cet effet, bouillir les petites branches du *spruce* dans l'eau, avec de l'avoine ou quelqu'autre grain, & ajoutent à cette décoction de la mélasse, &c.

Page. 97.

(8) Il étoit très-dangereux dans l'épidémie de *Naples*, de respirer pendant long-temps ou pendant la nuit, l'air renfermé des chambres des malades, principalement quand la maladie étoit parvenue à son plus haut période, quand la peau étoit couverte de pétéchies, qu'il

y avoit météorifme, felles putrides & abondantes, ou des fueurs d'une odeur défagréable.

Si les malades atteignoient à cette période de la maladie, & que la crife, foit qu'elle dût être heureufe, foit qu'elle dût être mortelle, fût au moment de fe faire, pour lors l'air de l'appartemènt fe trouvoit chargé d'une vapeur putride fi forte, fi confidérable, qu'on eût dit que toute la maifon étoit plongée dans une atmofphère infecte, dont l'extrême puanteur fe faifoit fentir d'affez loin de ceux qui en approchoient &c. & il fuffi-foit à quelques perfonnes mal-difpofées, de fe préfenter fur le feuil de la porte de la chambre du malade, pour contracter la maladie. (Voyez *Iftor. Ragion. de mali offerv. in Napoli*, &c.)

Page 101.

(9) Il eft certain que l'infection réfulte fouvent des *effluvia*, qui s'exhalent des matières que laiffent échapper les cada-

vres des personnes mortes de maladies contagieuses, ainsi que l'Auteur le remarque expressément dans une note à la p. 79. C'est encore ainsi qu'on a vu plus d'une fois, des personnes contracter des maladies contagieuses, pour avoir assisté au convoi d'une autre personne morte infectée d'une fiévre du même genre. (Voyez *M. Guillaume Buchan* dans sa *Médecine domestique*, tom. 2. pag. 200, chap. *de la fiévre maligne.*) Mais tous ces exemples ne contredisent pas ce qu'observe plus haut l'Auteur ; savoir, que l'infection est quelquefois le produit, des émanations du corps des fébricitans attaqués de maladies contagieuses.

Page 103.

(10) *M. Rouppe* (*de morb. navig.*), & quelques autres Médecins avant lui , sont de l'avis de *M. Lind.* Ils semblent n'admettre d'autre voie , pour l'introduction des miasmes qui produisent les fiévres , que celle de l'estomac où ces

corpufcules nuifibles exercent d'abord leur activité. Quoique la chofe arrive fans doute très-fouvent de cette manière, il n'en eft pas moins probable que cette introduction peut également fe faire à travers les pores de la furface ou les vaiffeaux abforbans, ainfi que le penfoit *Hippocrate* & que la cure de ces fiévres paroît l'indiquer. *M. Lind* lui-même aide à confirmer cette opinion, par les exemples qu'il fournit de plufieurs perfonnes infectées, pour avoir porté des hardes qui avoient appartenu à des malades attaqués de fiévres contagieufes ou de la petite vérole, ou pour avoir couché dans leurs lits ou dans leurs draps, avant la *définfection* de ces fubftances, ou enfin pour être reftées dans des bâtimens mal-fains, dans des hourques, &c. On en trouve une autre preuve également décifive, dans ce que le même Auteur rapporte des pluies putrides de la *Guinée*, fur lefquelles il entre dans des détails qu'on fera peut-être bien

aiſe de lire ici. Les premières pluies, dit
M. *Lind*, qui tombent dans la *Guinée*, ont été regardées comme très-mal-
ſaines ; on a remarqué qu'elles pourriſ-
ſoient le cuir des ſouliers dans quarante-
huit heures ; elles tachent en outre les
habits, comme ne font pas les autres
pluies ; & la terre, dans les endroits auparavant deſſéchés & brûlés par la chaleur, ſe trouve, peu de temps après ces
pluies, couverte de ſerpens, de cra-
pauds, de lézards, &c. Il s'engendre
preſque ſubitement de gros vers dans les
peaux qui en ſont mouillées ; & il eſt
remarquable que les oiſeaux qui mangent
volontiers de preſque tous les inſectes,
refuſent conſtamment de ceux-ci. Il
a été également obſervé que des draps
de laine qui avoient été mouillés de ces
pluies, ont été couverts quelquefois en
peu d'heures, de vers, après avoir été
ſéchés au ſoleil. Les habitans du pays
ſont obligés, pour ſe garantir de ces
pluies, de ſe tenir dans des huttes bien
fermées,

fermées, où ils entretiennent des feux continuels, fument du tabac, & boivent de l'eau-de-vie. Que s'ils ont le malheur d'en être mouillés, il se jettent tout de suite dans l'eau salée ; & comme c'est parmi eux un usage de se baigner tous les jours, ils vont dans cette saison prendre le bain dans des fontaines particulières, attendu le danger qu'il y auroit de le faire dans les rivières grossies de ces pluies mal-faisantes. On a remarqué une année, dans le *Sénégal*, qu'au commencement de la saison des pluies, & dans la nuit qui succéda à ces terribles tempêtes appellées *hurricanes* dans les *Indes*, & *torneadoes* sur la côte de *Guinée*, un grand nombre de soldats, & les deux tiers des femmes angloises qui se trouvoient dans le pays, tombèrent malades en même temps, quoique la garnison se fût jusques-là mieux portée que de coutume. (Voyez *an Essay on Diseases, &c.*)

P

Page III.

(11) Si tous les bons Praticiens n'é-
toient convaincus, des grands & heureux
effets de l'émétique donné au commencement de la maladie, on trouveroit ici
les preuves les plus décisives en faveur
de cette pratique, que des Médecins
d'ailleurs célèbres ont voulu décrier,
quelques-uns même avec un ton de cri-
tique ou d'aigreur qui n'est pas fait pour
persuader, & qui rappelle l'esprit trop
prévenu du Gazetier *Guy-Patin*. Les
émétiques donnés dans la première période de la maladie, non - seulement
enlèvent les matières putrides & les
miasmes contagieux que contiennent les
premières voies, mais ils font encore
cesser, du moins en très-grande partie,
le spasme fébrile qui concentre la chaleur, les humeurs & les forces vers le
noyau du corps, amènent ainsi la rémission de la fièvre, & favorisent certaines éruptions critiques dans quelques

fiévres exanthémateuses, & autres
éruptives. Ils préviennent d'ailleurs la
diarrhée dangereuse qui survient souvent
vers le déclin des maladies putrides,
selon la remarque de *Sydenham*. « Les
» vomitifs dans le commencement, dit
» l'illustre *M. Lieutaud*, (en parlant
» de la fiévre maligne), sont indispensa-
» bles.... Les bons effets que produisent
» les émétiques pris dans le temps con-
» venable, se manifestent lorsqu'on a
» sous les yeux un nombre considéra-
» ble de malades, dont les uns ont vomi
» dans le commencement de leur ma-
» ladie, & les autres ont manqué de
» ce secours. Ceux qui, dans les épi-
» démies, sont à la tête des Hôpitaux,
» doivent l'avoir observé. » (*Précis de
Médecine pratique.*) Si le raisonnement
peut ajouter quelque chose à l'observation, on pourroit citer encore ici un
argument de *M. Lind*, en faveur des
avantages d'une prompte administration
de l'émétique dans les maladies fiévreuses

de mauvaife efpèce. Si un Européen,
dit ce célèbre Praticien, fe trouve à
fon arrivée dans les *Indes occidentales*,
ou dans quelqu'autre pays entre les *tropiques*, attaqué d'une fiévre, il eft im-
poffible au Médecin de prévoir les
fymptômes qui peuvent furvenir dans le
cours de la maladie. Il faut donc que
ce Médecin tâche d'amener, le plutôt
poffible, la fiévre à un état de rémiffion, dont il doit profiter pour adminif-
trer fans délai le quinquina ; ce qu'il ne
peut faire plus fûrement que par l'émétique. (Voyez *Effai fur les maladies des
pays chauds*.) Nous verrons dans la
fuite de cette note, combien eft fondé
ce raifonnement de l'Auteur. Il eft encore à remarquer, que le tartre émétique
eft en général moins efficace vers les
derniers temps d'une fiévre, qu'au commencement ; le vomiffement qu'il opère,
à cette époque de la maladie, réduit le
malade, déjà foible, au dernier degré
de foibleffe. Mais quel eft le moment le

plus favorable pour l'adminiſtration de ce remède, au commencement de la maladie ? Nous le voyons ici recommandé & employé avec ſuccès par *M. Lind*, dès les premiers friſſons ou dans l'état de *rigor* des fiévres contagieuſes. Quelques autres le preſcrivent également aux premières atteintes de l'accès, dans les fiévres intermittentes. Les anciens faiſoient vomir tout de même, à l'entrée du redoublement, dans la fiévre bilieuſe. Ceux qui ſuivent cette pratique, entr'autres quelques Médecins anglois, ſe fondent ſur une théorie ingénieuſe qui mérite d'être expoſée ici avec quelque détail, en faveur de ceux qui aiment à raiſonner, & que ces Médecins prétendent déduire de l'obſervation. Si l'on conſidère diſent-ils, les ſymptômes qui ont ordinairement lieu dans les différentes périodes de la fiévre, on ſe convaincra que l'effet de cette eſpèce de matière vé﹕néneuſe ou méphitique, qui, étant introduite dans le corps, y devient la cauſe

matérielle des fiévres graves, est d'affoiblir les forces nerveuses & le ton naturel
du cerveau, ainsi que le prouve l'affoiblissement dans l'action du cœur & des
grosses artères, qui se fait remarquer
dans ces circonstances (*a*). Or, il résulte
de cette foiblesse, que le sang n'étant
plus poussé avec la même force dans les
petits vaisseaux de l'habitude du corps,
ces derniers tombent dans un état de
contraction spasmodique, auquel concourt spécialement le sentiment de froid
que le corps éprouve à sa surface,
soit d'après la concentration des mouvemens, de la chaleur & des humeurs,
soit encore en partie d'après l'affoiblissement dans le ton du systême nerveux.
Ainsi donc, la paleur, la lassitude, le resserrement spasmodique de l'habitude du

---

(*a*) Cette théorie confirme en particulier le sentiment
de M. *Lieutaud*. « On ne sauroit douter, dit-il, que la
» fiévre maligne, souvent épidémique & meurtrière,
» n'ait son principal siége dans les nerfs & le cerveau. »
Ce que ce sage Praticien ajoute sur les vraies causes de
cette maladie, semble donner la plus grande force à
cette opinion.

corps, & la conftriction notable qui a
lieu au commencement du froid de l'accès, doivent être regardés comme un
effet du fpafme, auquel l'affoibliffement
du fyftême nerveux proprement dit donne
lieu, & de l'action diminuée du cœur
& des artères. Pour éclaircir convenablement cette queftion, on peut partir
de ce principe connu & avoué du moindre Phyficien, favoir, que les folides
dans l'animal font élaftiques, que les vaiffeaux fanguins, entr'autres, perfiftent
naturellement dans un état de diftenfion,
au moyen du fang qui eft pouffé inceffamment dans leurs cavités, & que cet
état fe propage, par la même caufe, jufqu'aux extrêmités capillaires. Cela pofé,
il eft évident que le fang refluant, par une
efpèce de mouvement rétrograde, vers
le cœur durant le froid de l'accès, la diftenfion de ces extrêmités vafculaires doit
être diminuée en vertu de leur fimple
élafticité ; mais en même temps, comme
ces petits vaiffeaux fe trouvent encore

doués d'une contractilité musculaire, ils doivent en conséquence participer, non-seulement à la constriction spasmodique générale qui arrive dans le froid de l'accès, mais encore persévérer plus long-temps dans cet état de constriction spasmodique ; ce qui n'auroit certainement pas lieu, s'ils étoient simplement élastiques. En effet, quoique durant le paroxisme fébrile, il y ait un temps où la chaleur se trouve bien décidée, & l'action du cœur & des grosses artères rétablie ; néanmoins la constriction, dans les extrêmités vasculaires, semble persister encore pendant un temps plus ou moins considérable ; comme il paroît par la sécheresse de la langue & de la peau, la paucité des urines, l'aridité des plaies ou des ulcères, l'affaissement des tumeurs ; & autres signes qui tous indiquent, que la constriction spasmodique de l'habitude du corps n'a pas encore cessé.

Il paroît donc, que l'affoiblissement

dans le ton du fystême nerveux proprement dit, & dans l'action du cœur & des grosses artères, détermine d'abord dans la fiévre, une constriction spasmodique de la surface & des extrêmités vasculaires, d'où dépendent plusieurs symptômes notamment le tremblement, l'horripilation, le froid, l'aversion pour le mouvement, avec un sentiment d'inquiétude ou de mal-aise qui l'accompagne. Or, que le tremblement, par exemple, ne survienne que dans un état de foiblesse, cela est prouvé par la peine que sentent les malades, lorsqu'ils veulent faire un effort pour remuer leurs membres, ou les changer de place. C'est encore ainsi que le claquement de dents, dérive évidemment d'une alternative constante de foiblesse dans les forces musculaires, & d'efforts excités par la volonté.

Mais comme ce reflux d'humeurs, de chaleur & de forces, de la surface au centre du corps dans le froid de la fièvre, vient enfin à produire un *stimulus* sur les parties internes (si toutefois ce *stimulus* n'est pas déterminé par les loix particulières affectées à l'économie animale , qui constituent , excitent ou modèrent les *vires medicatrices naturæ*), il en résulte, après un temps plus ou moins long , une réaction du centre à la circonférence , qui remonte l'action du cœur & des grosses artères , augmente celle du système nerveux , & fait enfin cesser le spasme des extrêmités vasculaires ; d'où la chaleur devient de plus en plus générale & extérieure , & bientôt la sueur se répand à la surface , ce qui termine l'accès.

Il résulte de ce tableau en raccourci, des phénomènes qui s'observent plus ou moins évidemment dans un paroxisme fébrile , qu'il y a essentiellement dans la fièvre , foiblesse , spasme & augmentation d'action dans les solides , laquelle augmentation est déterminée par les deux accidens précédens ; de manière que la foibleſſe & le ſpaſme conſtituent la cauſe prochaine de la fiévre , comme l'augment d'action & la ſueur qui lui ſuccède , conſtituent la cure naturelle. (Voyez *Phyſical and literary Eſſays* , vol. 2, art. 7, of. D. *Cullen* , à qui cette doctrine appartient preſqu'en entier , & *Franklin* , *letters and papers on philoſophical ſubjects* , pag. 366.)

Mais, comme après un paroxiſme fébrile , le corps ſe trouve avoir moins de force qu'il n'en avoit auparavant, les effets renouvellés de cette foibleſſe doivent en général concourir néceſſairement , ſoit par l'impreſſion de l'habitude ſur les forces nerveuſes (*a*) , ſoit par quelqu'autre circonſtance , à produire une chaîne de paroxiſmes, ſi on ne par-

---

(*a*) Il eſt ſans doute inutile d'obſerver ici, que ſous le mot collectif de *forces nerveuſes*, ſont néceſſairement compriſes les forces *ſenſitives* & les forces *motrices ;* car le ſentiment *ex ſe* & le mouvement *ex ſe* ſont les attributs eſſentiels des nerfs. (Voyez là-deſſus notre Diſſertation *de fibræ naturâ viribus & morb. in corpore viventi* , 1759 , & l'article *ſenſibilité* du Diction. Encyclopédique.

vient à fortifier la machine, par dés remèdes capables de détruire ces caufes
effentielles de la fiévre.

En fuivant maintenant ce raifonnement, on trouvera qu'en général dans
la fiévre, les deux principales indica-
tions curatives les plus conformes aux
efforts naturels de la machine, font,
en premier lieu, d'éloigner le fpafme
par des remèdes qui peuvent relâcher
les extrêmités vafculaires, favorifer, par
ce moyen, une diftribution libre & égale
des mouvemens & des humeurs vers la
furface du corps, & produire en conféquence une fueur ou tranfpiration
qui, pour l'ordinaire, ne tarde pas à
être fuivie d'une intermiffion ou rémiffion
de la fiévre ; deuxièmement enfin, de
fortifier.

Or, la première indication ne fauroit
jamais être bien remplie que par l'émé-
rique, d'autant mieux qu'outre l'évacuation des matières nuifibles des premières
voies, il fe fait, au moyen de la fecouffe

des naufées & du vomiffement que procure ce remède , comme une efpèce de
détente qui porte les mouvemens du
dedans au dehors ; en même temps, la
chaleur fe répand à la furface, les extrêmités vafculaires fe relâchent , le
fpafme fe diffipe , & la peau s'humecte
de la matière de la fueur ou de celle
de la tranfpiration , de la même manière
que nous avons vu que cela arrivoit,
dans la terminaifon des accès de fiévre,
par les feuls efforts de la nature; en forte
que l'émétique peut être regardé , dans
le traitement des fiévres, comme éva-
cuant & anti-fpafmodique tout enfemble. Il fuit en même temps de ces principes , que l'émétique eft plus convenablement placé (lors toutefois qu'il n'y a
point de fymptômes qui le contre-indi-
quent) au commencement ou aux approches du froid de l'accès , comme le
pratique *M. Lind* ; quoiqu'il pût l'être
également à la fin de ce froid , comme
le veulent quelques - uns , entr'autres

M. Thompson, (Voyez *Mémoires d'E-dimbourg*, vol. 4.), fondés sur ce que la nature excite souvent pour lors des nausées ou le vomissement, & que ce dernier, en quel temps de l'accès qu'on le procure, fait cesser le froid & abrége la durée de l'accès, en déterminant plutôt la chaleur & la sueur qui l'accompagne. C'est encore sur ces effets de l'émétique, & sur la supposition que quand un accès doit être mortel, il l'est ordinairement dans le froid, que s'appuyent d'autres Praticiens pour faire vomir, le plutôt possible, dans les maladies fiévreuses, dans la vue de prévenir ce froid qu'ils redoutent. Enfin, il est encore des Praticiens qui s'autorisent des vertus que nous avons vu qu'on attribuoit à l'émétique, pour donner ce remède dans tous les temps du paroxisme fébrile ; car, disent ces Médecins, le spasme qui est l'accident auquel on peut rapporter la continuation de la fiévre, existant en un degré plus ou moins considérable, pen-

dant la durée entière de l'accès, l'émétique peut être adminiſtré indifféremm-
ment, dans tous les temps du paroxiſme.
En effet, ſi on le donne dans le chaud
de l'accès, il produira plus immédiatement ou plus prochainement la ſueur ;
& ſi c'eſt dans le temps même de cette
dernière, elle en ſera & plus abondante
& plus libre. En un mot, au moyen de
l'émétique donné dans l'une ou l'autre
des circonſtances mentionnées, la fiévre
eſt quelquefois diſſipée, ou du moins il
en réſulte le plus ſouvent une rémiſſion
qui donne jour à l'adminiſtration du
quinquina, laquelle eſt, dans la plûpart
de ces maladies graves, de la plus
grande importance, & ſatisfait à la ſeconde indication principale qu'on a à
remplir dans le traitement des fiévres,
qui eſt de fortifier.

Tels ſont les raiſonnemens qu'on apporte, pour donner l'émétique dans le
chaud ou dans le froid de l'accès indiffé-
remment ; & cette pratique, ainſi que

nous l'avons remarqué au commencement, & que le prouve l'exemple de
M. Lind, est celle de quelques Médecins anglois très-habiles. Cependant, il
s'en faut beaucoup que ce soit là une
pratique générale parmi les Médecins de
l'Europe ; le plus grand nombre au
contraire pense très-sagement, qu'on
doit attendre, autant qu'il est possible,
l'état d'intermission ou de rémission dans
les fièvres, ou du moins le déclin du
paroxisme, pour donner l'émétique ou
un purgatif quelconque ; ils croient même devoir observer cette loi sur le choix
du temps de la rémission, jusques dans
l'administration des lavemens. Ces Médecins remarquent en général, que l'agitation que cause l'accès, est quelquefois
augmentée considérablement par l'action
du plus léger émétique ou du moindre
purgatif ; que la durée de cet accès en
est le plus ordinairement prolongée ; que
souvent même l'action de l'émétique
entraîne des angoisses précordiales, augmente

mente les fpafmes, & produit encore quelquefois des mouvemens convulfifs , &c. ; raifons qui toutes diffuadent, & font redouter l'adminiftration de l'émétique dans le temps du paroxifme , & font puifées dans l'obfervation la plus conftante & la plus générale. C'eft de cette même fource qu'étoit déjà émanée la fentence de *Cos* , qui défend l'emploi des purgatifs avant la rémiffion de la fièvre , *qui validis febribus decumbunt , his non ante febris remiffionem , pharmaca dare oportet.* (*De purgant.* §. 20.) Faut-il maintenant condamner comme téméraires, ceux qui donnent l'émétique au commencement ou pendant la durée des paroxifmes , & rejeter abfolument une pratique qui a également pour elle , l'expérience heureufe de plufieurs Médecins très-éclairés ? Non fans doute ; & en louant la fage circonfpection des uns , il fera aifé de juftifier la précipitation apparente des autres , fi l'on confidère que tout ce que

Q

nous avons exposé plus haut , concernant l'administration de l'émétique au commencement du froid de l'accès , ou pendant la durée de ce dernier, doit être rapporté entièrement au traitement des maladies contagieuses , où il y a le plus souvent *periculum in morâ* , où il ne faut pas perdre un instant pour arrêter les progrès du venin , & amener promptement une rémission, dans la fièvre, & où , pour cet effet , on ne peut rien faire de mieux que de donner sans délai l'émétique. C'est ainsi que tous les Praticiens instruits s'accordent , lorsqu'il se présente dans les fièvres des symptômes urgens de foiblesse & de grande putridité, à donner incessamment le quinquina , même dans le paroxisme fébrile, comme l'a fait avec succès le Docteur *Sandifort* , dans une fièvre qu'il a eu à traiter aux *Barbades* , & que M. *Cleghorn* l'avoit pratiqué avant lui à *Minorque*. Que si l'on craignoit quelque mouvement spasmodique , ou quelqu'autre accident de l'action de l'émétique, on pourroit, à l'imitation de quelques Praticiens, le combiner avec l'opium qui d'ailleurs est capable par lui-même, d'accélérer la sueur ou la transpiration qu'il est si nécessaire d'exciter dans les maladies de ce genre; comme on le voit par tout ce que nous avons dit du spasme fébrile, & ce que *Chenot*, l'un des modernes qui a le mieux écrit sur la peste, rapporte des avantages d'une sueur modérée dans le traitement de cette cruelle maladie. On trouve un exemple de cette combinaison, dans la poudre de *Dower*. Au surplus, lorsqu'on donne l'opium & l'émétique combinés ensemble, on doit avoir soin d'augmenter ou de diminuer les doses respectives de l'un ou de l'autre de ces deux remèdes, selon qu'on veut faire vomir pleinement, ou exciter de simples nausées. Voilà comment se concilient d'elles-mêmes les deux méthodes que nous venons de parcourir; & il reste comme un principe démon-

tré, dont il n'est permis à aucun Médecin raisonnable de s'écarter, qu'en s'en
tenant, dans les cas ordinaires, à la
méthode générale, l'on doit imiter celle
de *M. Lind*, dans le traitement des maladies du genre de celles dont il nous
trace ici le diagnostic & le pronostic,
avec autant de sagacité que d'exactitude.

Page 116.

(12) Le Docteur *Vairo* a, au contraire,
observé dans l'épidémie de *Naples*, que
quelques jours seulement après la mort ou
la terminaison de la maladie des infectés,
on faisoit impunément usage des meubles ou ustensiles & autres effets qui leur
avoient servi, & qui n'avoient pas été
autrement purifiés ; tant le venin contagieux présente, suivant les circonstances, de variétés dont on ne peut rendre
raison en aucune manière ! C'est encore
ainsi que dans la même épidémie, des
femmes du peuple continuellement expo-
sées aux influences malignes de l'atmos-
phère la plus contagieuse, au milieu des

horreurs de la misère, & des accidens les plus graves de la maladie épidémique dont elles étoient quelquefois atteintes elles-mêmes, n'ont pas ceffé, pendant tout ce temps, de donner leur fein à leurs jeunes nourriffons, fans que ces derniers en aient éprouvé la moindre incommodité. (*Voyez Iftor. Ragion, &c.*)

Page 118.

(13) L'Auteur confirme ailleurs cette vérité, fur le danger de la faignée dans les fiévres dont il eft ici queftion. Il dit que dans les maladies les plus funeftes de la *Guinée* (qui font ordinairement des fiévres rémittentes putrides de la plus mauvaife efpèce), la faignée n'a jamais lieu. Les meilleurs remèdes font les vomitifs & les véficatoires appliqués de bonne heure, l'ufage du tartre émétique à petites dofes dans le temps même de la fiévre, & le quinquina dès la première rémiffion. Dans des cas plus dangereux, on doit donner le quinquina dans

du vin, & à la dose d'une once & demie pour les dix ou douze premières heures qui suivent. La pratique de *Sydenham* étoit locale, & non-seulement bornée à l'Angleterre, mais encore à la partie de ce Royaume la plus salubre : il est probable que si cet habile homme eût exercé la médecine dans les pays dont le terrain est bas & humide, comme aux environs de *Scheerness*, il n'auroit pas trouvé que la saignée fut aussi généralement utile dans les fiévres ; & s'il avoit en même temps connu les fiévres automnales qui règnent dans plusieurs contrées de l'Europe, & la grande mortalité qu'elles causent dans les pays chauds, il n'auroit pas non plus avancé qu'une fiévre d'environ douze ou quatorze jours, étoit la fiévre la plus constante de la nature, & celle à laquelle les préceptes des anciens devoient être principalement appliqués. Le climat de *Gambroon* en Perse, est très-mal-sain ; peu d'Européens y échappent à des

attaques de fiévres intermittentes putrides qui y règnent depuis le mois de Mai
jufqu'en Septembre, & qui fouvent laiffent des obftructions au foie. M. *Parke*
qui fait la médecine dans ce pays,
n'y a perdu qu'un feul Anglois dans l'efpace de deux ans. Après avoir fait vomir
le malade, il fait prendre toutes les heures un mêlange de ℥ ij de quinquina, avec
douze grains de fel d'abfinthe, & douze
grains de racine de ferpentaire de Virginie. Sept ou huit dofes de ce remède
préviennent, pour l'ordinaire, le retour
de l'accès; & fi on les réitère fept ou
huit jours encore après, on eft à l'abri
des rechûtes. Cette pratique eft, comme
on voit, celle des Médecins de toutes les
Nations & de tous les climats.

Page 127.

(14) Quelque prodigue que puiffe paroître notre Auteur en fait de véficatoires, on ne fauroit méconnoître les bons
effets que ces remèdes ont entre fes.

mains ; & quant à leur emploi dans les cours de ventre putrides, cette pratique est conforme à celle des meilleurs Praticiens , tant anciens que modernes. *Galien* partant de cette obfervation affez connue & déjà faite par *Hippocrate* , que des cours de ventre font quelquefois guéris par des éruptions cutanées , avoit déjà confeillé contre la dyffenterie tout ce qui peut attirer à la peau ; & il y a près d'un fiècle que *Reftaurand* , Docteur de la Faculté de *Montpellier* & Médecin au *Saint - Efprit* , prouva, par des obfervations, l'utilité des véficatoires dans les dyffenteries & les cours de ventre opiniâtres. M. *Zimmerman* qui rappelle ces faits avec avantage dans fon excellent Traité fur la dyffenterie, y en ajoute plufieurs autres qui lui appartiennent ou à des Médecins de fes amis, & qui tous dépofent en faveur de cette méthode. « Les véficatoires , dit-il , font, non- » feulement un moyen adouciffant ,

» mais même curatif dans la dyſſente-
» rie, auſſi bien que dans les éruptions
» extraordinaires des fiévres putrides ;
» mais dans les cours de ventre opiniâ-
» tres ſur-tout, ils rendent de grands
» ſervices. » Il ajoute que dans l'épidémie de 1766, il a employé avec
un égal ſuccès les véſicatoires, même
ſur les enfans, encouragé par l'exemple
de *M. Tiſſot.* Enfin, *M. Lind* obſerve,
en traitant des maladies des pays chauds,
que dans des cas graves de dyſſenterie,
il a été obligé de faire appliquer les véſicatoires aux jambes &c., lorſque les
autres remèdes n'avoient pas réuſſi.

Les véſicatoires, non-ſeulement éva-
cuent une grande quantité de la matière
putride, mais ils ſemblent encore la dé-
tourner vers la peau où ils lui fourniſſent
une iſſue pour s'échapper. C'eſt en cau-
ſant une eſpèce d'inverſion des mouvemens trop concentrés vers les entrailles,
c'eſt-à-dire en déplaçant le ſpaſme, en le
généraliſant en quelque ſorte, que les

véficatoires femblent produire de fi bons
effets dans les cours de ventre & contre
beaucoup d'autres accidens qui survien-
nent dans les maladies putrides ; (*voyez*
ce que nous en difons dans le Diction-
naire Encyclopédique , article *véficatoires*). D'où il réfulte, que les véficatoires
peuvent être regardés en général comme
revulfifs, évacuans & anti-fpafmodiques;
ce qui juftifie ce que M. *Lind* obferve
dans la page 119 de cet Ouvrage, favoir,
*que les malades éprouvent en général ,
de l'opération de ces remèdes , une efpèce de rafraîchiffement , &* s'accorde
avec le fentiment de quelques Médecins
françois fur l'effet des véficatoires. (Voyez
la Differtation de M. *Raymond* de Marfeille , fur les *véficatoires*) Au furplus ,
la nature des maladies contagieufes indique fuffifamment la néceffité d'en venir
promptement aux véficatoires , lorfque
les mauvais fymptômes perfiftent après
les évacuations par l'émétique ; mais ce
qu'on ne doit jamais perdre de vue dans

l'application prématurée de ces topiques, c'est qu'il n'y ait point de fignes de véritable inflammation dans la maladie ; ce qui étoit précifément le cas des fiévres contagieufes dont parle M. *Lind* , dans lefquelles , dit cet illuftre Praticien , *il étoit rare de rencontrer un pouls qui contr'indiquât l'application des véficatoires.* (Voyez à la page 118 de ces *Mémoires*) Mais il peut encore fe rencontrer dans les maladies, des circonftances relatives à leur période, à leur génie particulier &c. , qui fe refufent quelquefois aux loix les plus conftantes & aux préceptes les mieux établis à cet égard. Dans une lettre de M. le Docteur *Giō. Vivenzio* au Baron de *Swieten* , fur la dernière épidémie de *Naples* , il eft dit qu'il y eut un temps où les véficatoires augmentoient les convulfions , produifoient l'aparition des exanthèmes ou taches noires , & déterminoient une gangrène rebelle fur les parties où on les appliquoit. (*Voyez* encore la note dernière).

Page 127.

(15) On peut compter deux ou trois espèces de miafmes ; les premiers émanent du corps des hommes ou des animaux (principalement lorfqu'ils font attaqués de maladies fiévreufes), ou de leurs cadavres (*a*). Ces miafmes font éminemment contagieux , foit par leur nature extrêmement fubtile , foit par la

---

(*a*) Le defir fi naturel & peut-être bien pardonnable à l'homme , de deviner le fecret de la nature dans la production des caufes premières des maladies , a déterminé des recherches jufques fur l'origine primitive de ces miafmes : mais de toutes les hypothèfes que l'efprit humain a pu enfanter fur cet objet , celle que M. le Docteur *Martini* a confignée dans une thèfe qu'il a foutenue à *Gottingue* en 1776 , eft peut-être une des plus fingulières. Cet Auteur obferve 1°. , que l'innocence des mœurs & la frugalité , ont été les deux grandes fources de la conftitution forte & vigoureufe de nos pères ; que cette feule confidération, rend compte de la longueur de la vie des premiers Patriarches , fans qu'il faille avoir recours , ni à la plus grande activité du feu central confervé dans le noyau de la cométe de *Wifton* , ni à la couche d'huile & de graiffe que *Burnet* a fuppofé enduire la furface extérieure du globe , dans le premier âge du monde , ni à la conjonction de l'écliptique avec l'équateur , imaginée par M. *Pluche* &c. 2°. Que l'ufage de la chair ou des viandes cuites , eft la véritable fource des miafmes morbifiques , & a fourni le levain funefte qui a corrompu tous les élémens de la vie , &c.

diſpoſition qu'ils acquièrent dans le corps de l'animal ; ils ont la faculté de s'atta- cher à tout ce qui eſt à leur portée , comme linge , habits , étoffes de toute eſpèce , uſtenſiles , bois & autres ſubſ- tances qu'ils pénètrent & auxquelles ils adhèrent fortement , ſemblables aux corpuſcules odorans qui imprègnent tout ce qui les touche ou les approche. Ces miaſmes contagieux , dont il eſt princi- palement queſtion dans ces *Mémoires* , ont encore cela de particulier , qu'ils ne peuvent être parfaitement détruits que par les feux & la fumée. Heureuſement pour l'eſpèce humaine , la ſphère de leur activité n'eſt pas d'une étendue conſidé- rable ; quoique pourtant ils ne ſoient pas tellement *fixes* , qu'ils ne s'élèvent quel- quefois dans l'air , & ne s'y répandent au point d'infecter toute l'atmoſphère d'une Ville. On en trouve pluſieurs exemples dans ces *Mémoires* (a).

____

(a) *Kœmpher (amœnit. Exot.)* en parlant du poi- ſon terrible des flèches de *Macaçar* , dit , qu'il n'y a

Les miasmes de la seconde espèce,
font ceux que la chaleur du soleil, dans
les climats chauds, élève, en certaines
saisons, des lacs ou étangs, des marais
ou terrains marécageux & autres dont
la surface est comme dissoute & pétrie
par des pluies ou des inondations. On

que la fumée qui ait la force & la vertu de détacher de
ces flèches cette impression du poison ; circonstance
qui feroit déjà soupçonner que les poisons animaux
fournissent à ces compositions vénéneuses, si on n'en
étoit aujourd'hui comme assuré. (Voyez *Recher. philos.
sur les amer.*) « Ne pourroit-on pas, remarque à ce
» sujet l'Auteur de la *Médecine expérimentale*, étendre
» cette Observation & se servir de cette précaution dans
» les temps de contagion, pour faire passer hommes
» & meubles par la fumée la plus épaisse, qui tien-
» droit lieu ou rempliroit peut-être mieux le but qu'on
» se propose de détruire ce levain, que tant de par-
» fums & de drogues aromatiques brûlées dans les laza-
» rets ? L'analogie qui semble être à certains égards
» entre le poison de *Macaçar* & le levain de la peste,
» rend cette proposition assez vraisemblable. » On voit
dans ces *Mémoires*, combien cet apperçu du Médecin
françois est juste ; on pourroit même croire, sans
enthousiasme national, que ce dernier mérite quelque
part aux éloges & à la reconnoissance qu'on doit à M.
Lind, d'avoir étendu & perfectionné la méthode déjà
très-connue des fumigations. Dans les Discours de M.
Pringle, sur la conservation des gens de mer, dont
on trouve la traduction à la fin du troisième volume
des Voyages de M. le Capitaine *Cook*, on lit plusieurs
faits qui confirment tout ce que M. *Lind* a avancé dans
ses *Mémoires*, sur les bons effets des feux & de la
fumée contre la contagion des fièvres.

peut ranger encore dans cette claſſe, quelques exhalaiſons nuiſibles de la terre. Ces miaſmes, qu'on pourroit appeller *marécageux* ou *méphitiques*, ſemblent être en quelque ſorte plus volatils, plus légers ou plus *aériens* que ceux de la première eſpèce. Ils s'étendent avec la plus grande facilité dans l'air; ils le ſatu-rent en quelque ſorte, ou ſe combinent avec lui d'une manière particulière, comme on l'obſerve du produit de certaines efferveſcences, ou de celui des corps végéraux & animaux fermentans. Ces miaſmes ſont encore facilement tranſ-portés par les vents, d'une région dans une autre où ils cauſent des maladies épidémiques. (*Voyez* l'extrait de notre Mémoire ſur le climat de *Montpellier.*) Mais ils n'adhèrent jamais auſſi fortement que ceux de la première eſpèce, aux ſubſ-tances qui les environnent, à moins d'une diſpoſition acquiſe en paſſant dans le corps d'un animal, qui les raproche davantage des miaſmes contagieux proprement dits.

Cependant ils se dissipent & se détruisent souvent, quelquefois même assez promptement, ou d'eux-mêmes ou par l'action du froid ; on parvient également à s'en garantir jusqu'à un certain point, par les mêmes moyens qu'on emploie contre les vents ou les intempéries de l'air, c'est-à-dire en interposant un corps impénétrable ou inaccessible à ces vapeurs. L'histoire ancienne & moderne des épidémies, présente trop de preuves en faveur de ce moyen, pour qu'on en puisse révoquer en doute l'utilité. L'Auteur anglois des *Réflexions sur le traitement général des fiévres &c.*, observe comme un fait dont il a été lui-même témoin plusieurs fois dans les *Indes occidentales*, que les personnes qui habitent les magasins & les arsenaux où sont déposées les marchandises, les agrès des navires &c., jouissent de la meilleure santé pendant tout le temps que subsiste ce dépôt, sur lequel elles sont comme établies ; mais qu'aussitôt que ces arsenaux ou ces magasins

ont

ont été vuidés, ces mêmes perſonnes ſe trouvent attaquées de fiévres intermittentes, qui leur ſont occaſionnées par les exhalaiſons du terrain, contre leſquelles elles ne ſont plus défendues par les marchandiſes ou les effets enlevés.

Mais il n'eſt point d'agent phyſique qu'on puiſſe aſſigner pour cauſe des maladies, qui, dans ſes effets, ne préſente des exceptions. Les pays de la *Guinée* où il y a des bois & des marais, ſont aſſez ſains, ſi on en excepte *Calebary* & *Benin*, & quelques autres endroits. Il eſt même, dans d'autres contrées éloignées, quelques Villes entourées de marais & dont l'air eſt par conſéquent marécageux, & où cependant les habitans ne ſouffrent aucune incommodité de cette ſituation, même pendant la ſaiſon des pluies. Telle eſt, par exemple, la *Nouvelle Orléans* dans la *Louiſiane*. *Catcheou* eſt encore ſituée dans un pays inculte, dont le ſol eſt couvert d'eaux ſtagnantes ou de boue, & offre

par-tout des bois épais & impénétrables.
L'air , dit M. *Lind* , y étoit extrêmement épais & fétide ; les lumières n'y
réndoient qu'une clarté foible & pâle ,
& paroiſſoient à chaque inſtant prêtes
à s'éteindre ; la voix humaine même n'y
avoit plus le ſon qui lui eſt naturel. Cependant les blancs y vivent , & s'y rétabliſſent aſſez bien de leurs maladies (*a*).

Les miaſmes de la première eſpèce ,
engendrent pour l'ordinaire des fiévres
putrides malignes , qui participent plus
ou moins de la *nerveuſe* , ou qui ſe
convertiſſent facilement en cette dernière ; ceux de la ſeconde eſpèce , pro-
duits ordinaires de la chaleur & de l'humidité , cauſent les fiévres intermittentes & les rémittentes. Toutes ces fiévres
ſont les mêmes dans tous les pays de la
terre , & le même traitement paroît

____

(*a*) On peut encore remarquer à ce ſujet , qu'*Alexan-
drette* en *Egypte* , ſemble défendue contre la peſte qui
ravage tous les environs , par les marais dont elle
eſt entourée.

convenir pour le fond aux unes & aux autres, ainsi que le présume M. *Lind* ; avec cette différence pourtant, que dans les fiévres contagieuses, ou celles qui dépendent des miasmes de la première espèce, on retire les plus grands avantages des véficatoires appliqués après l'émétique, tandis que dans les fiévres intermittentes & rémittentes, qui proviennent des miasmes marécageux, le quinquina donné incessamment & à une dose convenable, le plutôt possible après l'émétique, en est le principal remède. Notre Auteur paroît être là-dessus du même avis. Une espèce de fiévre maligne rémittente ou intermittente, le plus souvent une double tièrce, est, dit-il, le produit naturel de la chaleur & de l'humidité. C'est aussi la fiévre automnale de tous les pays chauds, & elle est épidémique entre les *tropiques*. C'est encore la maladie la plus funeste aux Européens, dans tous les climats chauds & mal-sains. (Il faut remarquer qu'on entend ici, avec M. *Lind*, par fiévres malignes, celles qui débutent avec des symptômes extraordinaires & dangereux, ou des symptômes mortels.) Les anglois perdirent beaucoup de monde à *Batavia*, dans la dernière guerre, & on remarqua que les maladies y furent beaucoup plus meurtrières lorsque les pluies eurent ceffé, & que les ardeurs du foleil eurent fait évaporer l'eau des foffés, au point que la boue commençoit à paroître à la furface. La fétidité qu'exhaloient ces efpèces de bourbiers, étoit infoutenable, & la fiévre régnante étoit de l'efpèce des rémittentes. Quelques perfonnes fe trouvoient faifies fubitement du délire, & mouroient dans le premier accès ; mais aucun malade n'a furvécu au troifième. Un des Chirurgiens des vaiffeaux qui eut le bonheur d'en réchapper, attribue fa guérifon au quinquina qu'il prenoit dans du vin à chaque heure, & à une dofe auffi forte que fon eftomac pouvoit la fupporter. (*Voyez* encore la note 13 .) Dans cette épidémie, la plus petite bleſſure ou la plus ſimple égratignure dégénéroit bruſquement en un ulcère putride & d'une étendue conſidérable, qui conſumoit toutes les chairs juſqu'à l'os dans l'eſpace de vingt-quatre heures. (Voyez *an Eſſai on Diſeaſes.*)

Il a été également obſervé dans l'Hôpital de la *Jamaïque*, ſitué au voiſinage d'un marais, qu'une maladie qui, au moment de l'entrée du malade, ne préſentoit que les phénomènes d'une fiévre intermittente, y prenoit tout à coup un caractère de malignité ; que la *fiévre jaune* qui y paroiſſoit fréquemment, étoit accompagnée d'une ſi grande diſſolution dans le ſang, que cette liqueur ſe faiſoit jour par tous les émonctoires du corps. Enfin, que chez ceux qui étoient en convaleſcence de la dyſſenterie, il ſuffiſoit de la plus petite quantité de viande, du bouillon gras le plus leger pour déterminer une rechûte. En parlant des divers remèdes préſervatifs de ces exhalaiſons malfaiſantes, le Docteur *Lind* obſerve que la

coutume de porter au col un petit mor-
ceau de camphre, n'eſt pas à négliger,
les émanations du camphre élevées par
la chaleur du corps, étant très-propres
à s'oppoſer efficacement à l'effet de ces
vapeurs putrides ou à les écarter. Nous
ne pouvons mieux terminer cet article
des miaſmes contagieux, qu'en faiſant
connoître le ſentiment de M. *Maclurg*,
ſur la nature de ces corpuſcules nuiſibles.
Suivant cet anglois, les miaſmes qui pro-
duiſent les fiévres, ſemblent tous réſulter
des progrès de la putridité, & avoir plus
ou moins de tendance à l'accélérer dans
l'économie animale. Nous connoiſſons,
dit-il, deux ſortes de *gas* ou vapeurs qui
s'exhalent des corps actuellement pourriſ-
ſans, & qui different les unes des autres
par leurs qualités diſtinctes & oppoſées
entr'elles. Les vapeurs de la première
eſpèce éteignent la flamme, tandis au
contraire que celles de la ſeconde ſont
inflammables ; & de même que les premières s'oppoſent fortement aux mouve-

mens de la putréfaction, de même auſſi les ſecondes tendent, à ce qu'il penſe, à en hâter les progrès. Cet air inflammable (*a*) eſt le produit de la putréfaction avancée, tandis que l'autre vapeur qu'on a appellée *méphitique*, eſt fournie en plus grande quantité dans les premiers momens de la fermentation putride. Le miaſme qui produit la fiévre, ſemble par ſon origine & ſes effets avoir une plus grande analogie avec les vapeurs de la première eſpèce, qu'avec celles de la ſeconde. Ce miaſme, de même que les autres analogues, tel par exemple que celui de la gangrène, qui ſe montre le plus actif de tous les miaſmes, opère ſur le ſyſtême nerveux comme un calmant, & tend à détruire les forces vitales concentrées dans les premières voies; il produit immédiatement

____

(*a*) M. *Alex. Volta*, Profeſſeur de Phyſique expérimentale à *Florence* a démontré l'air inflammable des marais. Il y a neuf ou dix ans que faiſant des expériences ſur la vaſe de nos marais, nous apperçumes quelques traces d'une vapeur d'acide ſulphureux volatil, que la fermentation putride faiſoit élever de cette vaſe. (Voyez notre *Mémoire ſur la ſituation & le climat de Montpellier.*)

le vomiſſement & une exceſſive proſtra-
tion des forces. L'Auteur ſuppoſe d'ailleurs qu'en conſéquence de cette action
ſur le ſyſtéme nerveux, ce miaſme détermine la fiévre, en tant que la fiévre eſt
l'effet d'une réaction des forces vitales.
(*Reflex. on ſecret. of the bile.*)

Page 128.

(16) Toute perſonne qui ſe trouve
nouvellement transportée dans un climat
éloigné, peut être conſidérée comme
affectée en quelque ſorte, de la même
manière que l'eſt une plante transplantée
dans un ſol étranger. Il faut beaucoup
d'attentions & de ſoins, pour que l'une
& l'autre s'accoutument à leur nouvelle
ſituation. Sur vingt Européens qui ont
été victimes de l'intempérie des climats
étrangers, il en eſt mort dix-neuf des
fiévres & de la dyſſenterie &c. Les exercices immodérés, l'abus des liqueurs ſpi-
ritueuſes & autres excès quelconques,
diſpoſent les tempéramens, ſpéciale-
ment dans les climats chauds, aux ma-

ladies épidémiques du pays ; mais la cause prochaine de ces maladies , varie selon la diversité des climats. (Voyez les notes ci-dessus.)

Les personnes qui sont restées long-temps dans les pays chauds , reviennent quelquefois en Angleterre , avec des duretés ou obstructions au bas ventre , une diarrhée bilieuse, & une siévre hectique. M. le Docteur *Eliot* a rapporté à M. *Lind*, qu'il avoit souvent réussi à rétablir ces malades , en les soumettant à la diète lactée , à l'usage des fruits , & en leur donnant en même temps le sel polychreste à titre d'altérant; il exclut de ce traitement les opiatiques , les astringens & toute la classe des remèdes qu'on appelle fortifians. A l'égard des duretés au bas ventre , il les combattoit par des embrocations avec une forte décoction de ciguë dans l'huile , réitérées matin & soir. Le même M. *Eliot* a observé, que dans le cas de consomption accompagnée d'une siévre considérable , l'équita-

tion & les autres exercices, augmentoient
la violence des symptômes & accélé-
roient la mort des malades. Il dit encore
qu'il a quelquefois donné dans ces maladies , le quinquina aux personnes qui
avoient des symptômes écrouelleux, mais
qu'il n'en a jamais vu de bons effets lorfqu'il y avoit des signes d'inflammation ;
qu'au contraire ce remède produifoit ordinairement une phthisie confirmée , en
augmentant la fiévre & faisant suppurer
les tubercules; observation déjà faite par
d'autres bons Médecins. (Voyez *an
Essay on Diseases*, &c.

Page 129.

(17) Ces fomentations sont utiles non-
feulement par la révulsion qu'elles semblent produire , mais encore par la sueur
ou plutôt l'augmentation de transpiration
qu'elles excitent assez ordinairement, en
faisant cesser le spasme de la surface &c.;
ce qui est un objet important qu'on ne
doit jamais perdre de vue, dans le traitement de ces fiévres contagieuses , où il

ne faut rien négliger de tout ce qui peut contribuer à une prompte rémission. On voit aussi que M. *Lind* emploie les potions diaphorétiques, en même temps que le vomitif, le véficatoire & les autres remèdes, capables d'arrêter les progrès du mal dès fa naiffance. Les fomentations aux jambes & les pédiluves tendant au même but, on pourroit être furpris de ce que M. *Lind* a attendu le confeil de M. *Whitt* pour en faire ufage, s'il n'avoit dû employer des remèdes plus efficaces & plus directs contre le miafme contagieux, & avoir toujours égard au caractère effentiel de la maladie remarquable par un affoibliffement dans le ton du fyftême nerveux. C'eft depuis long-temps une pratique générale, de fomenter ou de faire baigner les extrêmités dans l'eau tiède, pour calmer les affections de la tête, exciter la tranfpiration &c. . Dans le cas où la fiévre eft vive avec des fignes de putridité inflammatoire, l'addition du vinaigre à l'eau du bain paroît être très - avantageuse. (Voyez ce que nous en disons dans notre *Traité sur la petite vérole*.) Cependant, lorsque l'indication principale est de relâcher les extrémités vasculaires, pour faire cesser le spasme & procurer une transpiration salutaire , l'application locale de l'eau chaude , pure & sans mélange est beaucoup plus relâchante, suivant les expériences très - exactes de M. le Docteur *Robinson* de *Dublin* , qui prouvent que l'addition d'une liqueur ou matière quelconque à l'eau chaude, diminue l'effet relâchant de cette dernière. On peut encore satisfaire à cette indication, par un moyen également simple & efficace, je veux dire par l'application d'une brique ou tuile chaude aux extrêmités, suivant l'avis de M. *Chalmers*. (Voyez son *Essai sur les fièvres.*) Cette méthode que j'ai vu employer à quelques-uns de nos Paysans du *bas-Languedoc*, mérite d'autant plus d'être accueillie , qu'elle ne cause point de fatigue au malade, ne lui

procure aucune angoiffe du côté de l'eftomac ou aucune défaillance , & ne
l'expofe point à être faifi par le froid ;
inconvéniens qu'on a quelquefois à repro-
cher à l'ufage des fomentations ou des
pédiluves. M. *Chalmers* fe contente de
briques chaudes & sèches, c'eft-à-dire,
fans les humecter en aucune manière ;
mais l'effet relâchant paroît en être plus
confidérable lorfqu'on les fait paffer dans
l'eau, après qu'elles ont été bien chauf-
fées , felon le procédé de l'Auteur des
*Réflexions fur le traitement général des
fiévres*. Depuis quelques années que j'ai
adopté cette méthode , je ne manque
jamais de la mettre en pratique toutes les
fois que le mal - aife du malade , ou
quelqu'autre circonftance , rend l'ufage
des pédiluves ou des fomentations fati-
guant ou moins commode pour ce dernier. Je fais, ainfi que le prefcrit l'Auteur , plonger la brique ou la tuile bien
chauffée à un feu de charbon de bois un
peu vif , dans l'eau tiède ou bouillante ,

d'où on la retire preſtement pour l'enve-
lopper d'une flanelle, & l'appliquer tout
de ſuite ſoit à la plante des pieds, ſoit
aux mollets des jambes, ou à ces deux
endroits à la fois. On peut renouveller en
tout temps ces applications, ſans fatiguer
le malade ; & outre que la brique conſerve long-temps ſa chaleur, elle exhale
continuellement (au moyen de cette im-
merſion préalable dans l'eau) une chaleur humide qui, ſous cette forme de
vapeurs, eſt beaucoup plus relâchante
& plus émolliente que la chaleur de l'eau
dans l'état le plus concentré, comme
l'obſerve très-bien l'Auteur déjà cité des
Réflexions. L'efficacité d'une application
convenable de l'eau chaude pour diſſiper
le ſpaſme & les miaſmes, en déterminant la ſueur ou la tranſpiration dans les
fiévres de mauvais caractère, eſt tous
les jours confirmée par les obſervations
les mieux établies. On peut mettre de ce
nombre la ſuivante, qui m'a été communiquée par M. *Brouſſonet* Profeſſeur

en médecine de cette Faculté. Un particulier âgé d'environ trente ans, détenu dans les prisons de cette Ville, y tomba malade d'une fiévre épidémique de mauvais caractère qui régnoit pour lors dans ces prisons. La fiévre, la douleur de tête, & une lassitude générale, étoient les principaux symptómes qui affligeoient ce malade : il avoit été saigné & purgé lorsque M. *Broussonet* le vit pour la première fois, & c'étoit le cinquième jour de la maladie. Le malade ayant été transféré ce jour là dans une maison bourgeoise, l'on ne fut pas peu surpris, lorsqu'on voulut le retirer de la chaise à porteur dont on s'étoit servi pour ce transport, de lui trouver les membres roides, les yeux ouverts & immobiles. Il avoit en outre perdu la parole, & étoit même hors d'état de faire aucun mouvement des lèvres.

Dans ces circonstances, M. *Broussonet* ordonna qu'on exposát la plante des pieds du malade, à la vapeur de l'eau chaude, & que si ce bain de vapeur produisoit de l'amendement, on lui fit prendre un demi-bain dans l'eau chaude; ce qui fut exécuté.

Le bain de vapeur ayant diminué le spasme général, on profita de ce mieux pour faire prendre au malade le demi-bain, dans lequel tous les symptômes disparurent; & le malade ayant été remis dans son lit, il survint une sueur générale qui dura plusieurs heures. Il raconta qu'avant qu'on lui eût exposé les pieds à la vapeur de l'eau chaude, il se sentoit une roideur dans toutes les parties du corps, qu'il ne pouvoit remuer les yeux, quoiqu'il vît tous les objets, & que ce ne fut que quelques minutes après ce bain de vapeur, qu'il sentit renaître en lui la faculté de se mouvoir.

Ce mieux persévéroit; le malade n'avoit d'autre symptôme que la fiévre & la langue sale, lorsque le quatrième jour, c'est-à-dire, le neuvième de la maladie, l'affection spasmodique reparut

comme

comme la première fois ; ce fut à la suite d'une médecine composée de trois onces de manne, & de deux gros de follicules de séné dans une décoction de tamarins. Le demi-bain diffipa cet orage, la fueur furvint, & le malade fut dans un meilleur état qu'avant l'accident.

Trois jours après cette époque, quoique les bains euffent été pris matin & foir, le même orage reparut, & fut diffipé par les mêmes fecours employés précédemment ; il parut avoir été occafionné par deux verres de *dilutum* de caffe dans le petit lait.

Après ce temps, le malade continua matin & foir de prendre le bain, & il ne tarda pas de fe trouver dans un état de pleine convalefcence.

Cette maladie a paru avoir été jugée principalement par les fueurs ; & les pétéchies qui furvinrent vers la fin de la maladie, diffipèrent la fiévre.

D'après cette obfervation, M. *Brouf-*

fonet pense que les bains, fous quelque forme qu'ils foient employés, font
d'un grand fecours dans la cure des
maladies où il y a fpafme, de quelque
nature que foient ces maladies ; que la
voie d'évacuation par les fueurs ou l'in-
fenfible tranfpiration, ne doit pas être
négligée dans le traitement des fiévres
des prifons. Au furplus, on fait qu'*Hip-*
pocrate avoit obfervé les bons effets
des bains chauds dans les convulfions ;
calidum feù therma cutim emollit,
attenuat, dolores tollit, rigores, con-
vulfiones, nervorum diftenfiones miti-
gat, capitis gravitatem folvit. (Aph.
22, fect. 5). Voyez encore la Differtation de M. *Raymond de Marfeille,*
fur le bain aqueux, qui a remporté le
prix à l'Académie de *Dijon.* Enfin, aucun
Médecin n'ignore les bons effets des bains,
dans certains cas de petite vérole. (Voyez
notre Traité fur la *petite vérole des*
enfans.

Page 130.

(18) Ce traitement de l'*hepatitis* par le mercure , est donné comme un fait avéré par l'Auteur lui-même , dans son Ouvrage sur les maladies des pays chauds. Voici dans quels termes il le rapporte : « Il régnoit à *Batavia* une ma-
» ladie du foie, qui s'annonçoit par une
» fiévre considérable , une difficulté de
» respirer & une douleur fixe & violente
» à la région de ce viscère , sur laquelle
» le malade portoit souvent la main. Au
» premier accès, le malade devoit être
» saigné & l'hypochondre droit couvert
» sans cesse de fomentations tièdes ,
» relâchantes & discussives ; on pou-
» voit encore y appliquer un vésicatoire.
» Après que la fiévre étoit un peu cal-
» mée & qu'on avoit fait précéder un
» laxatif doux ou un lavement , on avoit
» recours au mercure comme au spéci-
» fique de cette maladie. Il falloit , en
» outre, exciter une salivation de quinze

» ou vingt jours, par le moyen des fric-
» tions avec l'onguent mercuriel fur
» l'endroit affecté , en même temps
» qu'on faifoit prendre les pilules mer-
» curielles , ou le calomel *prò re nata*.
» Sur ceux qui font morts de cette mala-
» die , on a trouvé le foie dans un état de
» putridité , & tout percé de petits trous
» comme un rayon de miel. Chez trois
» malades à qui le mercure n'avoit pas
» été adminiftré , le foie eft tombé en
» fuppuration, & un feul en eft réchappé.

Pag. 135.

(19) Efpèce de colique fpafmodique qui fe rapporte a celle des Plombiers, des Peintres , &c. On peut voir ce qu'en dit M. *Guillaume Buchan* , fous le titre de *colique nerveufe* , dans fa *Médecine domeftique* ; ouvrage dont M. *Duplanil* Docteur de cette Faculté , vient d'enrichir la Médecine françoife & la Nation , par la traduction qu'il en a publiée en dernier lieu.

Pag. 135.

(20) Des Médecins Anglois m'ont
affuré, que cette maladie commençoit
par une chaleur très-vive au bout de la
langue.

Pag. 138.

(21) Les vues de notre Auteur fur les
antimoniaux font juftes, & fe trouvent
d'ailleurs conformes aux principes expofés dans la note 11. Les émétiques, dit
l'Auteur des *Réflexions fur le traitement des fiévres*, foit qu'on les donne
pour faire vomir, foit dans la fimple
vue d'exciter des naufées, tendent en
général à provoquer la tranfpiration,
ou à déterminer la direction des mouvemens ou des fluides à la furface du
corps, & à relâcher en même temps
les extrêmités capillaires ; ce qu'ils opè-
rent en faifant ceffer le fpafme ou la
conftriction de ces derniers, de laquelle
dépend en grande partie la continuation

de la fiévre. La fueur qui paroît après avoir donné un émétique, non-feulement provient de l'agitation que le corps éprouve de l'action du vomiffement, ou de la quantité de boiffon qu'on fait prendre en même temps, mais encore de l'influence particulière que l'action immédiate de l'émétique fur l'eftomac, a fur les extrêmités vafculaires. Ce qui le prouve, c'eft qu'un émétique pris aux approches du froid de l'accès, prévient ce froid, & amène la chaleur du paroxifme ainfi que la tranfpiration, fans produire le vomiffement ; que fi cet accident furvient dans de pareilles circonftances, il paroît que c'eft pour l'ordinaire à la préfence de quelque matière morbifique, qu'il doit être rapporté.

Quoique le vomiffement foit très-bien indiqué, & qu'il foit même néceffaire toutes les fois qu'il s'agit de nettoyer l'eftomac, & d'ouvrir les vaiffeaux excrétoires de la partie fupérieure du canal alimentaire, néanmoins la détermination des mouvemens à la furface du corps, & le relâchement des extrêmités vafculaires, ne s'obtiennent jamais mieux qu'en réduifant l'effet de ce remède, au point où il n'excite que des naufées, lefquelles en continuant d'agir pendant un efpace de temps plus confidérable fur l'eftomac, rendent cette détermination de mouvemens plus conftante & plus foutenue ; d'ailleurs, ces naufées peuvent être renouvellées ou répétées plufieurs fois, fans affoiblir le malade. Un autre avantage qu'on retire de fes dofes fimplement naufeabondes de l'émétique, c'eft qu'il n'y en a jamais qu'une petite partie qui foit rejetée par le vomiffement qui furvient quelque temps après avoir pris le remède ; tandis que l'autre partie qui eft plus confidérable, paffe au-delà de l'eftomac, & agit comme un laxatif ; ce qui eft fans doute le meilleur moyen pour ouvrir les vaiffeaux excrétoires du canal alimentaire, & prevenir les obf-

tructions des viscères abdominaux en
général. Pour réduire plus sûrement
l'action de l'émétique à l'effet nausea-
bonde , & exciter par-là une transpiration qui , étant modérée , est préféra-
ble , dans la plupart des maladies fiévreuses , à d'abondantes sueurs, on peut
ou le faire dissoudre dans une quantité
de ptisane légèrement diaphorétique ,
ou le pêtrir avec de l'eau & de l'ami-
don , pour en former des bols qu'on
donne à des distances plus ou moins
éloignées , ou enfin le mêler avec du
sirop de diacode , comme dans la formule suivante :

℞ aqu. pur.   ℥ ß

Nuc. mosch. pulver. &

sirup. de meconio-- *aa*   ℥ ß vel Э ij.

Tartar. emetic.   gr. 1/4 ad gr. j.

F. Haustus horâ v. vel vj. vespertin.
& singul. horis repetendus , donec su-
pervenerit nausea. (Voyez *Réflexions on
method. gener. of. cur. the Fevers.
Voyez* encore la note 11.)

Le tartre émétique, ainſi que les autres antimoniaux, donné ſous l'une ou
l'autre de ces formes, ſemble également-
ment rendre plus mobile ou plus fluxile
la partie mûqueuſe de nos humeurs ou
le *gluten* qui, ſelon les obſervations de
M. *Lind*, & de quelques autres Praticiens
de l'Europe, eſt notablement altéré, & en
quelque ſorte hors du mélange avec les
autres principes conſtitutifs de nos humeurs, dans beaucoup de maladies
fiévreuſes. C'eſt dans cette vue que
M. *Sarcone* a employé très-avantageu-
ſement dans l'épidémie de *Naples*, (laquelle s'annonça d'abord par une fiévre
rhumatique) juſqu'à l'antimoine crud
réduit en poudre, qu'il méloit quelquefois avec les opiatiques, lorſqu'il ſurvenoit quelque ſymptômes ſpaſmodique. Cette maladie qui étoit fondée ſur
une eſpèce de diſgrégation de la partie
lymphatique du ſang, & ſur une den-
ſité ou ténacité glutineuſe de cette lymphe qui recouvroit la ſurface de la plu-

part des viſcères , comme d'une efflo-
reſcence mûqueuſe , cette maladie , dis-
je , vers le milieu de ſa marche , porta
notablement ſur la poitrine , où elle pro-
duiſit ſucceſſivement la pleuréſie & la
péripneumonie. Pour combattre cette
congélation glutineuſe (glutinoſa con-
gelatione) que ſe venin épidémique
occaſionnoit dans les humeurs , & qui
dégénéroit , vers la fin de la maladie ,
en une colliquation putride funeſte ,
M. *Sarcone* trouva que l'antimoine crud
étoit le remède le plus efficace & le
plus heureux. Il a également employé
dans la même vue & avec le même
ſuccès , le ſavon , le mercure ſi fort recommandé dans les fiévres par M. *Ly-
ſons* , &c. Dans ces circonſtances , la
qualité ſeptique des remèdes mentionnés ,
& l'indication à l'emploi de tous ceux
qui pouvoient accélérer l'atténuation ou
plutôt la coction de cette matière glutineuſe , juſtifioient l'adminiſtration de
ces derniers , & ce n'étoit que vers le

déclin de la maladie, qu'on trouvoit à
placer les émétiques proprement dits.
(Voyez *Iftor Ragion* , &c.) Dans la
maladie mûqueuſe de *Gottingue* , on
donnoit pareillement le tartre émétique,
dans la vue d'exciter de ſimples nauſées
qui , diſent MM. *Roëderer & Wagler* ,
paroiſſoient bien plus efficaces, que le
ſtimulus qui ſoulève l'eſtomac juſqu'au
vomiſſement, pour opérer l'atténuation
& la fluxilité du *mucus* qui ſurabon-
doit dans cette épidémie, comme dans
celle de *Naples*. Quant à ce qui me regarde, j'ai toujours eu à me louer juſqu'ici , dans le traitement des fluxions
de poitrine & autres affections catar-
rheuſes, de petites doſes de tartre émétique jetées avec le rob de ſureau dans
un excipient convenable, & répétées
dans la journée. (Voyez encore les
*Recherches ſur le tiſſu mûq. de Bor-
deu.*) J'ai également employé contre
quelques gangrènes d'hôpital , l'antimoine crud en poudre dans des bols de

thériaque , & il m'a paru en voir de
bons effets.

Or, dans les fiévres contagieuses dont
parle ici M. *Lind* , il est remarquable
qu'il existoit un état de glutinosité ou de
ténacité considérable dans la partie
lymphatique des humeurs , lequel s'op-
posoit à la combinaison de cette dernière avec les autres fluides. Cette substance mûqueuse se trouvoit souvent
épanchée dans les différentes cavités ,
sous forme de flocons ou de concrétions
membraneuses , nageant dans de la sérosité , & elle recouvroit , comme par
transudation , la surface de quelques
viscères ; phénomènes également observés dans les épidémies de *Naples* &
de *Gottingue*, (Voyez encore la note 25)
& qui , en justifiant le sentiment de
notre Auteur , sur la partie de nos humeurs la plus notablement affectée dans
les fiévres contagieuses , autorisent de
plus en plus l'emploi qu'il a fait des
antimoniaux , & ses vues sur un usage

plus étendu de ces remèdes dans les
fiévres. (*Voyez* encore *obferv. on an-
tim. By Will. Saunders.*)

Pag. 138.

(22) « Peu de médicamens font auffi
» fouvent employés que celui-ci dans
» les fiévres *nerveufes* & celles qu'on
» appelle *putrides*. . . La dofe com-
» mune de la *poudre compofée de con-
» trayerva* , qu'on a coutume de donner
» aux malades , fe porte rarement au-
» delà de trois grains par jour ; mais je
» fuis perfuadé , pour en avoir pris
» moi-même une dofe plus confidéra-
» ble, que quand même on en donne-
» roit trente grains au lieu de trois ,
» fon effet feroit en général à peu près
» nul ou peu de chofe , &c.

 » Il n'eft point de remède dans toute
» la matière médicale , qui nuife autant à
» la curation des fiévres que ce végétal ;
» car étant journellement prefcrit dans
» la vue de prévenir les fymptômes les
» plus graves , il tient la place ou fait

» différer l'ufage des remèdes vraiment
» efficaces. D'après la confiance aveu-
» gle que l'on a dans celui-ci, on né-
» glige tous les autres, & le malade
» eſt livré entiérement aux efforts in-
» fuffifans de la nature. » Ainſi s'expri-
me ſur les vertus de la *contrayerva*,
l'Auteur *des Réflexions ſur le traite-*
ment des fiévres, &c. Il remarque dans
une note, qu'il eſt ſurprenant que le célèbre *Sydenham* ait compté la *contrayer-*
va parmi les cordiaux les plus actifs,
(*cardiaca fortiora*). Ce grand homme,
ajoute-t-il, y joignoit un cordial moins
efficace encore, ſavoir, le *Bezoard* ; &
pour compléter les vertus de ce puiſſant
cardiaque, il y mêloit la *poudre de Gaſ-*
cogne & les feuilles d'or ; compoſition
très-vaine, avec laquelle néanmoins
(ce qui mérite d'être remarqué) furent
traitées les fiévres des années 1661,
1662, 1663 & 1664. (Voyez *ibidem*).
M. le Docteur *Fordyce* regarde également les vertus de la *contrayerva*, comme

douteuſes. Cependant *Huxham* la recommande dans les fiévres putrides &
les *nerveuſes*, comme un bon cordial,
& ſon ſuffrage joint à celui de *Syden-*
ham, de M. *Lind* & de quelques autres Médecins célèbres, eſt, il faut en
convenir, un grand préjugé en faveur
de ce remède.

Page 143.

(23) Tout ce que M. *Lind* obſerve ici
de l'influence d'une *faculté* propre &
inhérente aux parties, ſur leurs fonctions
ou actions ; des habitudes auxquelles
ſe plient en quelque ſorte les organes ;
des ſurpriſes qu'il convient quelquefois
de procurer à la conſtitution ou au principe de l'économie animale ; & pluſieurs
autres manières de voir analogues qu'on
trouve répandues dans ces *Mémoires*,
rangent inconteſtablement l'Auteur parmi ceux qui, dans ces derniers temps,
ont connu & enſeigné la doctrine de
la *ſenſibilité* ou du *principe vital* ;

circonftance qui nous a paru mériter
d'être rapellée au Lecteur, en faveur de
ceux qui font partifans de cette doctrine,
fur laquelle on peut voir ce que nous en
avons publié dans le *Diction. Encyclop.*

Page 153.

(24) Tel, par exemple, que celui
de *Bordeaux*, d'*Oporto*, &c.

Il feroit inutile d'accumuler ici des
preuves en faveur de ce cordial anti-
feptique. Tous les Médecins, principalement ceux des hôpitaux, favent
quels bons effets produit le vin dans le
déclin des fiévres malignes, fur-tout
quand les malades font déjà habitués à
cette boiffon. Le vin chargé d'une infufion de quinquina, eft encore un remède
très communément employé pour re-
lever les forces & diffiper les reftes de
fiévres & de putridité, vers la fin des
maladies graves. Un vin généreux joint
à l'ufage du mufc & de quelques goutes
de teinture de myrrhe, produifoit les
meilleurs effets contre l'abattement des
forces

forces dans l'épidémie de *Naples* (*a*). Personne n'ignore quel parti l'on a tiré de l'ufage du vin, dans la dernière pefte de *Marfeille*. *Afclépiade*, fi je ne me trompe, a dit peu réligieufement, mais très-*médicinalement*, que le vin par fes vertus dans les maladies, égaloit le pouvoir des Dieux.

Page 169.

(25) La plupart des Obfervateurs s'accordent à affigner le *mucus*, ou la partie lymphatique de nos humeurs, pour être le foyer primitif de toute efpèce de contagion dans l'animal, ou le fujet immédiat fur lequel s'exerce d'abord le venin contagieux en s'introduifant dans nos corps. Il eft remarquable que M. *Sarcone*, ait également noté des échymofes & des fignes de tendance à la gangrène dans la cavité de l'eftomac vers le *pylore*, comme auffi

(*a*) Voyez *Sarcone*, pag. 638.

T

des taches, pour ainsi dire, *pétéchiales*, à la surface des intestins. (*Voyez Istor. Ragion.*) Ce Médecin a encore parlé de matières épanchées dans la cavité de la poitrine, lesquelles étoient, pour la plus grande partie, lymphatiques & le produit d'une espèce de métastase sur les poumons. La matière de ces épanchemens présentoit, en outre, divers degrés d'altération relatifs au temps de la maladie, & qui sembloient les distinguer comme en autant d'espèces.

Le premier de ces épanchemens, consistoit en une humeur gélatineuse & visqueuse, qui recouvroit la surface antérieure & la postérieure des poumons, en si grande abondance, que ces viscères en paroissoient comme affaissés. La seconde espèce se réduisoit à une quantité de sérosité dont les poumons étoient inondés, & qui se trouvoit en partie dans un état de dissolution ou de très-grande fluidité, & en partie coagulée ou concrète, entremêlée de quelques portions d'une matière foiblement jaune, mais très-coulante. La troisième étoit une humeur purement fanguine, comme on le diroit d'un fang diffous ou corrompu, & fe faifoit remarquer fur les cadavres de ceux qui, foit dans le plus haut période, foit à la fin de la maladie, avoient éprouvé des hémorragies funeftes, &c. (*Voyez Iftor. Ragion.*)

Page 171.

(26) Quoique ce foit un excellent prophilactique en temps d'épidémie ou de pefte, que l'ouverture d'un fonticule, il ne faut pourtant pas toujours s'y fier; car il peut arriver des cas où la nature du venin épidémique, rend ces fecours non-feulement inutiles, mais quelquefois encore nuifibles. Dans l'épidémie de *Naples*, toute efpèce de vieux ulcères, de cautères, de fétons, ou toute autre iffue par la peau, étoit inutile pour garantir de la contagion. Les fignes de la pre-

mière attaque de la maladie, se faisoient remarquer par un état d'aridité ou d'exsiccation sur les cautères ; quoique chez quelques-uns, ces cautères vinssent à se renouveller en quelque sorte dans les convalescences, & à fournir une évacuation abondante de sérosités sanguinolentes & putrides. Dans l'épidémie de *Gottingue*, les cautères & les vieux ulcères étoient autant de voies ouvertes à l'introduction d'une plus grande quantité de venin, dans le corps ou dans la masse des humeurs.

Page 90.

(27) Par exemple, à *Boston*. (Voyez le premier *Journal Anglois*, & l'Ouvrage intéressant de *M. Paulet* sur les *moyens de se préserver de la petite vérole.*)

Page 194.

(28) Ce peut être une opinion reçue en *Angleterre* ; mais en *France* & dans

plusieurs autres endroits de l'Europe ,
on a de fortes raisons pour penser le
contraire. (Voyez mon *Traité sur la
petite vérole.*)

Supplément à la Note 14.

M. *Sarcone* observe également,
que dans l'état de crudité de la maladie , les plaies des vésicatoires se re-
couvroient de bonne heure, d'une espèce
de toile membraneuse qui n'étoit que
le pur *gluten* ou la pure lymphe , &
dont l'apparition sembloit suspendre l'é-
vacuation par les crachats. Ce phénomène étoit ordinairement de mauvais
augure , & ne laissoit guère d'espoir ; à
moins qu'à la place de ce *gluten* mem-
braneux , il ne survint une humeur sé-
reuse qui étoit rarement blanche , mais
presque de couleur cendrée ou verdâtre,
& en outre fétide. Il dit encore que
pendant le cours de la convalescence ,

plusieurs de ceux à qui les véficatoires avoient été appliqués, éprouvèrent par ces excoriations cutanées une abondante évacuation d'une efpèce de pus fétide, lequel étoit en même temps d'une fi grande âcreté, que quoique la fiévre eût entièrement difparu & que les malades ne difcontinuaffent point l'ufage du quin-quina, il fallut plufieurs femaines pour obtenir la cicatrice de ces plaies ; ce qu'il regarde comme une nouvelle preuve de la néceffité qu'il y avoit, que cette putridité s'évacuât d'une manière ou d'autre.

Mais ce Médecin nous fournit de nouvelles lumières fur cet objet, en obfervant dans un autre endroit de fon Ouvrage, que dans le temps de la ma-ladie épidémique où un état de forte *glutinofité* fe faifoit remarquer dans les humeurs, il ne falloit pas s'en tenir aux feuls anti-feptiques, mais attendre, pour fe livrer avec confiance à ces remèdes ,

un commencement de fonte ou de diffolution, foit que cette dernière fût un
effet d'une altération fpontanée ou des
progrès de la maladie, foit qu'elle dé-
pendît d'un mouvement de *coction*, &c.;
que d'après ce même principe, les véficatoires devoient être appliqués avant
que cette fonte (*fufione*) de la lymphe
ne fût bien décidée, & dans le temps
où cette humeur fembloit vouloir, pour
ainfi dire, tourner à cet état d'atténuation ou de *fufion*. « Je puis bien affurer,
» ajoute-t-il, que j'ai trouvé l'applica-
» tion des véficatoires plus utile dans
» cette période de la maladie, que
» lorfqu'une forte putridité avoit déjà
» infecté ie fyftême vafculaire; temps
» auquel ces topiques ont paru égale-
» ment fufpects à M. *Tiffot* lui-même,
» dans la fiévre bilieufe épidémique
» dont il nous a donné une fi belle def-
» cription. (*Iftor. Ragion.*, pag. 634.)»
Cette remarque peut fervir à expliquer

ce que nous avons observé d'après M. *Vivenzio* dans la note 14, & modère en même temps le précepte, d'ailleurs bien fondé, de M. *Lind*, sur la nécessité de se hâter dans l'application des vésicatoires.

FIN.

EXTRAIT *des Registres de la Société royale des Sciences*

Du 5 Septembre 1776.

NOUS, Commissaires nommés par la *Société Royale*, avons lu la Traduction en François que M. *Fouquét* a faite de deux Mémoires *sur les Fièvres & les Maladies contagieuses*, que M. *Lind* composa, il y a quelques années, dans la langue de son Pays.

Sans parler du mérite de cette Traduction, sans même présenter à la *Société royale* le Précis de ces deux Mémoires, très-bien tracé par M. *Fouquét* dans la Préface, nous pensons que cet ouvrage sera reçu très-favorablement des Médecins ; que la bonté des choses neuves qui en font la base, lui assure l'approbation des Lecteurs ; que la Doctrine qui y est établie, est le fruit de l'observation faite par un homme de génie, dont le mérite est connu depuis long - temps dans la République des Lettres.

Les Notes savantes que le Traducteur a ajoutées, dans la vue d'éclairer ou de confirmer les obfervations de M. *Lind* fur la contagion, ou fur les principaux remèdes dont ce célèbre Auteur s'eft fervi pour combattre avec fuccès les Maladies contagieufes, nous ont paru très-propres à foutenir le mérite de l'Ouvrage, & à acquérir à M. *Fouquét* un nouveau droit à la reconnoiffance du public. *Signés* LAMURE, BROUSSONET.

Je fouffigné certifie le préfent Extrait conforme à fon original & au jugement de la Compagnie. A Montpellier le 16 d'Octobre 1776. DE RATTE, *Secrétaire perpétuel de la Société royale des Sciences.*

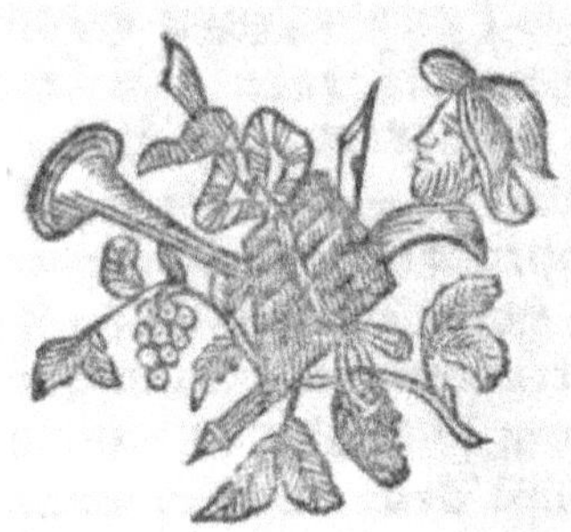

EXTRAIT des Registres de la Société royale de Médecine.

LA *Société* nous ayant nommés pour examiner un Ouvrage qui a pour titre, *Mémoires sur les fiévres & les maladies contagieuses*, lus à la *Société de Médecine d'Edimbourg par M. Lind*, & traduits en françois & enrichis de Notes par M. *Fouquét*, Docteur en Médecine, nous l'avons lu avec attention.

Ces deux Mémoires de M. *Lind* sont, en quelque forte, le Journal de ses observations faites à l'Hôpital de *Haslar* près de *Portsmouth*, depuis l'année 1758 jusqu'à 1761. On y trouve le tableau des maladies dont les équipages de plusieurs vaisseaux, de retour des côtes de la *Méditerranée*, & sur-tout du nord de *l'Amérique*, furent atteints en arrivant à *Spithéad*, & dont la principale & la plus remarquable a été *la fiévre jaune*, malad e contagieuse, familière en *Amérique*, dont M. *Linnen* avoit déjà donné une description très-étendue, & sur le traitement de laquelle M. *Lind* a ajouté plusieurs observations intéressantes, entr'autres que les véficatoires , font le fecours le plus efficace dans cette efpèce de fièvre.

La marche obfervée des maladies contagieufes fur les vaiffeaux nombreux du port de *Spithéad* en *Angleterre* ; l'inutilité plufieurs fois reconnue des Ventilateurs ; l'intégrité de plufieurs vaiffeaux de la même Flotte & dans le même Port , tandis que d'autres étoient infectés; & l'expérience que M. *Lind* a acquife fur les maladies des gens de mer ; tout conduit à des réflexions judicieufes , & à des réfultats certains fur l'exiftence & le danger de la contagion , & fur les moyens d'y remédier.

Cet Auteur , comme il le dit lui-même , induit en erreur par la lecture des livres & par les fyftêmes , ne s'eft apperçu que fort tard de fon illufion fur plufieurs fiévres (& le nombre en eft très-grand felon lui) que l'on attribue à l'intempérance , aux variations de l'air, aux alternatives de froid & de chaud, à des émanations fufpectes , &c. & qui n'ont cependant d'autre origine, qu'un foyer de contagion adhérent aux meubles , aux cordages des vaiffeaux, aux habits des malades , &c. ; il cite une infinité de femblables caufes que

l'on obferve journellement fur les vaiffeaux & dans les Hôpitaux ; au moyen
defquelles les maladies font tranfpor-
tées d'un pays à l'autre , du continent
fur mer , & des vaiffeaux fur terre. Il
donne à cette idée , fondée fur des faits
journaliers , toute l'étendue dont elle
paroît fufceptible , & l'applique à prefque toutes les fiévres dont la non-con-
tagion feroit auffi difficile à démontrer ,
par la difficulté d'en donner des preuves négatives , que la contagion l'eft
par celle d'en fournir des preuves affir-
matives , principalement à caufe de la
fufceptibilité ou non fufceptibilité des
fujets , mais dont l'identité des fymptômes dans leur maladie, jointe aux
circonftances où ces mêmes fujets fe
trouvent , forme une préfomption très-
forte en faveur de la contagion.

Cette idée le conduit naturellement,
à la recherche des moyens de définfection dont les plus puiffans lui paroiffent le
feu , & une fumée très-épaiffe produite foit avec la poudre à canon ,
foit avec le tabac , &c.

Il rapporte plufieurs exemples qui
prouvent, qu'une courte expofition des
meubles à l'air, ne fuffit pas pour détruire les foyers contagieux , &c. Ces

deux Mémoires fournissent des faits relatifs à la contagion *per fomitem*, dont il a été le témoin.

Parmi les objets dont traite cet Auteur, celui qui nous paroît mériter le plus d'attention, est la *fiévre jaune*, qui fut apportée en 1758 de *l'Amérique septentrionale* en *Angleterre*, & qui se montra sous quelques faces différentes de celle que M. *Linnen* avoit observée dans la *Caroline*. Il est encore question d'une fiévre pétéchiale que M. *Lind* ne paroît pas avoir assez distinguée de cette *fiévre jaune*, qui se complique peut - être avec elle, ou qui n'étoit peut-être que cette même *fiévre jaune*, mais avec des pétéchies répandues en diverses parties du corps; au lieu que les taches qui accompagnent la *fiévre jaune*, sont d'une couleur & d'une espèce particulière, & ne se manifestent ordinairement qu'au col & à la poitrine. Cette partie intéressante, exigeoit des détails que nous n'avous point trouvés dans cet ouvrage; mais l'Auteur paroît avoir le mérite d'avoir perfectionné le traitement de cette fiévre. La dyssenterie & sa communication; la diarrhée comme symptôme de la *fiévre jaune*; un scorbut épidémique observé en *Angleterre* , & dont les malades font ordinairement à l'abri de l'infection des autres maux , font les objets intéreffans dont il eft principalement queftion dans cet Ouvrage qui nous a paru contenir des chofes neuves , & mériter l'approbation de la *Société*.

Le Traducteur a ajouté beaucoup de notes curieufes & inftructives qui fervent à éclaircir ou appuyer le texte , & qui y ajoutent un nouveau poids.

Je certifie que le préfent Extrait eft entiérement conforme à ce que contiennent les Regiftres de la Société , & qu'il a été lû dans une de fes féances fous la préfidence de MM. Lieutaud *& de* Laffone, *&* Bouvart *Directeur annuel de cette Compagnie.*
Ce 14 *Juin* 1777.

VICQ D'AZYR,
Secrétaire & Vice-Directeur de la
Société royale de Médecine de Paris.

FAUTES A CORRIGER.

Pag. 1, lig. 4, c'est de cette, *lis.* c'est aussi de cette.

Pag. 2, lig. 10, jusqu'aujourd'hui, *lis.* jusqu'à aujour-
d'hui.

Pag. 16, lig. 21, d'Hôpital, un d'eux, *lis.* d'Hôpital. Un d'eux.

Pag. 65, lig. 12, mot grec de *Miasmata*, *lis.* mot
grec *Miasmata*.

Pag. 92, lig. 24, où quelques, *lis.* ou quelques.

Pag. 105, lig. 22, encore de fièvres, *lis.* encore des
fièvres.

Pag. 109, lig. 8 de la note .... soixante-dix malades,
lis. sept cens malades.

Pag. 131, lig. 15, découvertes où les, *lis.* découvertes
ou les.

Pag. 140, lig. 19, aigues, *lis.* aiguës.

Pag. 144, lig. 24, potiques, *lis.* topiques.

Pag. 154, lig. 23 & 24, d'une ou de deux pintes,
lis. d'une pinte ou de deux.

Pag. 156, lig. 24, intérieures, *lis.* ultérieures.

Pag. 171, lig. 16, des poisons, *lis.* des venins.

Ibidem, lig. 22, tout le poison, *lis.* tout le venin.

Pag. 193, lig. 9, & qu'on a vu être éminemment
contagieuses, *lis.* & qui, comme on a vu, sont
éminemment contagieuses.

NOTES.

Pag. 198, lig. 19, la précédente &, *lis.* la précédente
teinture, &.

Ibidem, lig. 11 & 12, de quinquina en électuaire
avec le *diascordium*, à parties égales, *lis.* de
quinquina en électuaire avec parties égales de
diascordium.

Pag. 211, lig. 8, l'opium ou le *philonium*, *lis.*
l'opium & le *philonium*.

Pag. 252, lig. 9 de la note ... plus singulières, *lis.*
plus raisonnables.